■ 中华医学健康科普工程 ■

多囊卵巢综合征 100 问

主 编　黄胡信　罗喜平

中华医学电子音像出版社
CHINESE MEDICAL MULTIMEDIA PRESS

北　京

图书在版编目（CIP）数据

多囊卵巢综合征 100 问／黄胡信，罗喜平主编. —北京：中华医学电子音像出版社，2019.11

ISBN 978-7-83005-278-2

Ⅰ. ①多… Ⅱ. ①黄… ②罗… Ⅲ. ①卵巢疾病-综合征-诊疗-问题解答 Ⅳ. ①R711.75-44

中国版本图书馆 CIP 数据核字（2019）第 213128 号

网址：www.cma-cmc.com.cn（出版物查询、网上书店）

多囊卵巢综合征 100 问
DUONANG LUANCHAO ZONGHEZHENG 100 WEN

主　编：	黄胡信　罗喜平
策划编辑：	史仲静　宫宇婷
责任编辑：	赵文羽　宫宇婷
校　对：	朱士军
责任印刷：	李振坤
出版发行：	中华医学电子音像出版社
通信地址：	北京市西城区东河沿街 69 号中华医学会 610 室
邮　编：	100052
E-mail：	cma-cmc@cma.org.cn
购书热线：	010-51322675
经　销：	新华书店
印　刷：	廊坊祥丰印刷有限公司
开　本：	850mm×1168mm　1/32
印　张：	4.25
字　数：	80 千字
版　次：	2019 年 11 月第 1 版　2019 年 11 月第 1 次印刷
定　价：	38.00 元

版权所有　侵权必究
购买本社图书，凡有缺、倒、脱页者，本社负责调换

《多囊卵巢综合征100问》
编委会

主 编 黄胡信 罗喜平

副主编 余 凡

编 者（按姓氏笔画排序）

王 意 朱金虎 李 荔 余 凡

和秀魁 黄晓晖 詹新林

主编简介

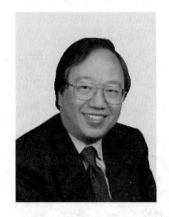

黄胡信（Felix Wong） 澳大利亚籍华人。1976年毕业于中国香港大学，并在英国、澳大利亚、新加坡等地接受毕业后深造，获得中国香港大学内外全科医学士学位、中国香港中文大学医学博士学位及新加坡大学妇产专科硕士学位；历任2所外科学院院士。擅长妇科肿瘤、内镜手术、妇女健康和医院管理。曾任澳大利亚新南威尔士大学妇产科教授，以及澳大利亚西悉尼大学、诺特丹姆大学、中国中山大学中山医学院、南方医科大学、山东省医学科学院、汕头大学、山东大学医学院、扬州大学医学院、首都医科大学、北京协和医学院等多所医学院校的客座教授或名誉教授；悉尼利物浦医院妇女卫生业务部医疗主任，以及多家母婴医院和儿童医院的名誉顾问；《中国微创外科杂志》《实用妇产科杂志》《中华妇产科杂志》、

Journal of Obstetrics and Gynaecology Reasearch、*Journal of Gynaecology and Minimully Invasive Therapy* 等杂志常务编委或编委。现任新南威尔士大学妇产科客座教授、世界华人医师协会妇产科医师分会副会长、中国及亚太地区微创妇科肿瘤协会（CA-AMIGO）主席及中国-澳大利亚-亚太地区微创妇科论坛创会主席。为每年举办 1 次的微创妇科论坛做出极大贡献，为亚太国家的医疗教育做出了巨大贡献，每年为亚太地区国家提供 10 余个供国外医师在澳大利亚深造的机会。近 25 年来，参加和组织了百余次医学会议，多次被邀请作为特邀会议讲者。2003 年获中国广东省外国专家局颁发的"广东友谊奖"，2005 年获 Evaluation Committee of Endoscopics Award 颁发的"内镜专家奖"和中华医学会妇产科学分会内镜学组颁发的"医疗大使奖"，2006 年获越南胡志明市人民委员会颁发的"胡志明市徽章奖"，2009 年获中国科学技术部和国家科学技术奖励办公室颁发的"恩德思医学科学技术杰出成就奖"，2017 年获中国医师协会妇产科医师分会颁发的"林巧稚杯"奖和亚太妇产科内镜及微创治疗协会（The Asia-Pacific Association for Gynecologic Endoscopy and Minimally Invasive Therapy，APAGE）颁发的"终身成就奖"，2018 年获欧洲妇科内镜学会颁发的"卓越贡献奖"。主编医学著作 4 部，发表论文 180 余篇。2010 年，他从澳大利亚回中国香港私人执业，依然大公无私地为年轻一代提供医学教育支持。

主 编 简 介

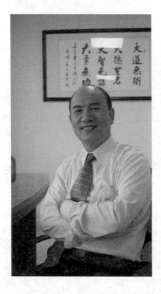

罗喜平 主任医师，教授，博士研究生导师。1990 年毕业于南昌大学江西医学院并获得硕士学位，从事妇科临床、教学、科研工作 30 余年，曾多次赴美国、澳大利亚、加拿大研修妇科肿瘤和妇科微创技术。现任广东省妇幼保健院妇科主任，妇科学科带头人，国家卫生健康委员会四级妇科内镜手术培训基地主任。兼任中国妇幼保健协会妇科肿瘤防治专业委员会副主任委员、中华预防医学会妇女保健分会常见病学组副组长、广东省妇幼保健协会妇科专业委员会主任委员、广东省医学会妇产科学分会副主任委员、广东省医师协会妇产科医师分会副主任委员等，同时担任《中国实用妇科与产科杂志》《妇产与遗传》《国际医药卫生导报》等期刊编委、《广东医

学》杂志常务编委。率先在国内开展腹腔镜下子宫颈癌根治术，得到国内同行认可；率先在国内为先天性无阴道患者开展完全腹腔镜下乙状结肠代阴道成形术，解决了镜下乙状结肠代阴道的手术难题；在治疗月经异常方面，首次在国际上提出"第二代子宫内膜去除术术后子宫腔形态学改变与疗效的关系"，并创造性地利用该技术治疗严重再生障碍性贫血、白血病等所致的月经过多，取得了突破性的进展；率先在广东省内开展子宫颈癌早诊早治模式，利用信息化管理平台，充分发挥妇幼保健机构的三级网络作用，形成子宫颈疾病综合性网络体系，在基层医务人员培训、技术帮扶、人群健康教育等多方面发挥积极作用；以子宫颈癌防治培训为契机，在广东省创建了39家子宫颈疾病分中心，其网络化管理与培训进一步提高了广东省子宫颈癌早诊早治的能力，有力推动了广东省妇幼医院妇科体系的建设。2013年，"宫腔微创技术治疗月经过多的规范化系列研究"获得广东省科技进步奖二等奖；"宫颈癌筛查及早诊早治的网络管理"获得广东省科技进步奖三等奖。发表SCI论文50余篇，获得专利6项，出版著作6部，主持和参与课题24项。2015年，被评为"羊城好医生""岭南名医"。

内 容 提 要

　　本书是一本由妇产科专家撰写的针对多囊卵巢综合征患病人群的科普书籍，书中罗列了多囊卵巢综合征患者关心的100个问题，从多囊卵巢综合征的临床特征、病因、遗传、诊断、检查、治疗及长期管理方面分层次进行解答，同时讲解了多囊卵巢综合征的中医治疗。本书力求科学、严谨和实用。年轻的妇产科医师、护士及非妇产科专业的医护人员，通过本书可清楚地了解这些问题所包含的专业知识，不仅有利于日常工作的开展，也有利于与患者及其家属的沟通，还能更好地为大众提供通俗易懂的专业咨询和卫生保健教育知识。

序

　　1935 年，Stein 和 Leventhal 首次提出多囊卵巢综合征，其现已成为当今最常见的妇科内分泌疾病之一。与其他疾病一样，人们对多囊卵巢综合征的认识也在不断更新、进步，甚至充满争议。仅就诊断标准而言，20 世纪 90 年代至今，就已先后发布了美国国立卫生研究院（National Institutes of Health，NIH）提出的 NIH 标准、欧洲人类生殖和胚胎学学会（European Society of Human Reproduction and Embryology，ESHRE）/美国生殖医学会（American Society for Reproductive Medicine，ASRM）提出的 ESHRE/ASRM 标准（即鹿特丹标准）及美国高雄激素学会（Androgen Excess Society，AES）提出的 AES 标准。甚至连我们称呼了数十年的"多囊卵巢综合征"这一名称也饱受非议，它仅代表了卵巢多囊的形态学特征，并未真正涵盖该病临床表现多变、致病机制复杂、内分泌代谢紊乱的本质。因此，2016 年美国 NIH 已建议将其更名为"代谢生殖异常综合征"。

2011 年，中国也制定了本国的多囊卵巢综合征行业标准和诊疗指南，意味着中国在规范诊治多囊卵巢综合征的道路上已经迈出坚实的一步。但是，真正面向多囊卵巢综合征患者且能够客观科学地介绍该病的科普读物尚欠缺，提供这样的科普读物是妇产科医师义不容辞的责任和义务。

门诊经常有多囊卵巢综合征患者问起"这是一种卵巢肿瘤吗？需要手术吗？我为什么会得这个病？我该如何做才能控制好这个病？我如果不准备要孩子了，是不是可以不去治疗了？"等问题。那时候我就在想，是不是能有一本浅显易懂、针对多囊卵巢综合征患者林林总总疑问的科普读物？感谢黄胡信教授和罗喜平教授团队编写的这本《多囊卵巢综合征 100 问》，把人们"想问的、该知道的、需要做到的"知识都通过一问一答的方式告诉大家。

我常说，要成为一名优秀的多囊卵巢综合征专科医师，除了需要具备扎实的妇科内分泌理论基础，还应该身兼数职——内分泌科医师、辅助生殖科医师、营养师、心理医师，甚至健身教练……

对于任何一种慢性疾病，患者自身的长期管理至关重要，直接关系到疾病预后。这本书就发挥了这些功能，篇幅虽然不大却也"五脏俱全"，既没有艰涩难懂的理论知识，也无须读者具有学习多年的医学基础，却足够成为适合所有多囊卵巢综合征患者的"扫盲读物"，使其正确认识这一疾病，并知道如何配合医师，科学有效地长期与之作战。

是为序。

中华医学会妇产科学分会副主任委员
狄　文

前　言

　　多囊卵巢综合征是女性常见的由遗传因素和环境因素共同导致的内分泌代谢性疾病，5%～10%的育龄期女性患有多囊卵巢综合征，50%～75%的多囊卵巢综合征患者会在一生中的某个阶段出现多囊卵巢综合征的某些临床症状和表现。当被医师诊断为多囊卵巢综合征时，很多患者会感到焦虑和害怕，很想知道自己为什么会患多囊卵巢综合征、这个病是否严重、该如何治疗和预防。医师由于时间有限没有办法解释得那么详细周全，可能只是单纯开药，并告诉她们这个病是不能完全治愈的，于是很多患者选择网络或一些健康书籍来寻求答案，但往往难以获得专业的解答，甚至有些是错误的解答。本书就是为多囊卵巢综合征患者编写的，为她们提供认识和管理多囊卵巢综合征的医学指引。

　　本书作为"中华医学健康科普工程"丛书之一，由多位临床经验丰富的妇产科内分泌医师编写而成，直接从患者关心的各种问题入手，针对具有不同临床表现患者的不同疑问，从多囊卵巢综合征的临床特征、病因、遗传、诊断、检查、治疗及长期管理方面分层次进行解答，也涵盖了中医治疗方面的内容。患者可以通过自己关心的具体问题迅速查找到答案，既节省了时间，又获得了专业的指引和推荐。

本书虽为临床一线的专业医师编写，但限于医学专业的快速发展和编者水平有限，书中难免有不足或疏漏，恳请广大读者给予批评指正，以便再版时完善。

广东省妇幼保健院妇科主任
罗喜平

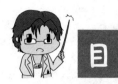

目　录

多囊卵巢综合征100问

多囊卵巢综合征100问

多囊卵巢综合征 100 问

第 1 章

多囊卵巢综合征的诊断及其临床特征

一、概述及诊断

1 什么是多囊卵巢？什么是多囊卵巢综合征？两者有什么区别？

多囊卵巢（polycystic ovarian morphology，PCOM）不是一种疾病，是一种卵巢表象，指卵巢内可见多个直径<10 mm 的卵泡，使卵巢呈多囊样改变，是临床上常可以通过超声检查到的一种现象。很多疾病会引起这种现象，如多囊卵巢综合征（polycystic ovarian syndrome，PCOS）、肾上腺疾病等。在正常人中也会出现这种状况，尤其是青春期女性。PCOS 是一种内分泌紊乱合并代谢异常的疾病，在临床上以雄激素过高、持续无排卵、卵巢多囊样改变为特征，常伴有胰岛素抵抗和肥胖，会引起女性月经周期紊乱、生育力下降、心血管疾病、糖代谢异常、多毛及痤疮等问题。

因此，PCOM 可能是 PCOS 的表现之一，但 PCOM 不能等同于 PCOS。

2 PCOS 常见吗？

PCOS 是育龄期女性常见的生殖内分泌和代谢紊乱性疾病。流行病学调查结果显示，PCOS 在育龄期女性中的发病率为 5%～10%，在无排卵的不孕症女性中的发病率为 50%～70%。持续性稀发排卵或无排卵、雄激素过多、胰岛素抵抗及卵巢多囊样改变是 PCOS 的重要特征；PCOS 还具有许多代谢方面的问题，如肥胖风险增加、2 型糖尿病、动脉粥样硬化过早形成等。

3 患有 PCOS 是不是很危险？它是肿瘤或卵巢癌吗？需要手术吗？

PCOS 并不危险，但是存在很多健康风险。PCOS 不是肿瘤，更不是卵巢癌，根据其发展情况，可选择治疗。患有 PCOS 的女性有更大概率会出现一些严重影响健康的疾病，包括危及生命的疾病。最近的研究发现以下几点：①超过 50% 的 PCOS 患者会在 40 岁前出现血糖代谢异常，甚至糖尿病。②PCOS 患者有较高的心血管疾病发生风险，心脏病发作的风险是同龄不患有 PCOS 女性的 4~7 倍。③PCOS 患者有高水平的低密度脂蛋白（"不好"的蛋白）和低水平的高密度脂蛋白（"好"的蛋白），易发生脂代谢紊乱。④PCOS 患者可以发生睡眠呼吸暂停综合征，即在睡眠过程中出现短暂的呼吸停止。⑤PCOS 患者也可能产生焦虑和抑郁，患者需要和医师谈论关于精神健康状况的治疗。⑥PCOS 患者面临患子宫内膜癌的风险。排卵的缺乏和月经失调导致女性缺乏孕激素。孕激素可以阻止子宫内膜过度增长。PCOS 患者在单纯雌激素的刺激下，子宫内膜过度增长，可能会导致严重或不规则的阴道出血。随着时间的推移，过度增长的子宫内膜可能会导致子宫内膜增生，甚至子宫内膜癌。

PCOS 不是肿瘤或癌症，而是一种妇科常见的内分泌紊乱综合征，通常卵巢上有很多长不大的小卵泡，常见的临床表现为月经失调、多毛、痤疮、不孕症，这种疾病一般不需要手术治疗，多采用激素药物治疗。卵泡长不大，自然不能有效地排出，就不能提供卵子受孕，因而导致不孕症。不仅如此，这种疾病还有远期危害，例如，比正常人更容易发生肥胖、高脂血症、2 型糖尿病、代谢综合征等。目前，国际医学界一些最新的共识均强调将 PCOS 的代谢异常（糖脂代谢异常、代谢综合征等）并发症引入 PCOS 诊治的主流，并引入慢性病管理的理念。PCOS 的诊治和研究范畴已经远不止于月经问题和不孕症等生殖相关领域，而是涉及代谢性疾病、心血管疾病及肿瘤等慢性病的多学科长期管理领域。

因此，PCOS 患者不仅需要注意及治疗妇科方面的问题，也要预防远期危害。

4 | 如何诊断 PCOS？

PCOS 是一种排除性诊断，2018 年最新的国际指南仍然是鹿特丹标准，具体如下：①稀发排卵或无排卵（月经不规律或闭经）。②高雄激素的临床表现（多毛、痤疮、脱发等）和（或）高雄激素血症。③卵巢多囊样改变，超声提示一侧或双侧卵巢直径为 2～9 mm 的卵泡≥12 个（如为高频超声则建议≥20 个）和（或）卵巢体积≥10 ml。④前面 3 项中符合 2 项并排除其他高雄激素病因，如先天性肾上腺皮质增生、库欣综合征、分泌雄激素的肿瘤等。若患者为稀发排卵或无排卵，则需要排除其他引起排卵障碍的疾病，如高泌乳素血症、卵巢早衰、垂体或下丘脑性闭经及甲状腺功能异常。

在中国现行的 PCOS 诊断标准中（《多囊卵巢综合征中国诊疗指南》），月经稀发或闭经或子宫不规则出血是诊断的必需条件。另外，再符合下列 2 项标准中的 1 项，并排除其他可能引起高雄激素的疾病和引起排卵异常的疾病后，可诊断为 PCOS：①高雄激素的临床表现和（或）高雄激素血症；②超声表现为多囊卵巢。

5 | 医师怎么能看到卵巢？PCOM 是什么样的？

医师可以通过超声观察到卵巢，超声下见卵巢增大，包膜的回声增强，轮廓较光滑，一侧或两侧卵巢各有 12 个及以上（如为高频超声则为 20 个及以上）直径为 2~9 mm 的无回声区，围绕着卵巢边缘，呈车轮状排列，称为"项链征"（图 1-1），且连续监测卵巢中的卵泡未见主导卵泡发育及排卵迹象。也可以使用

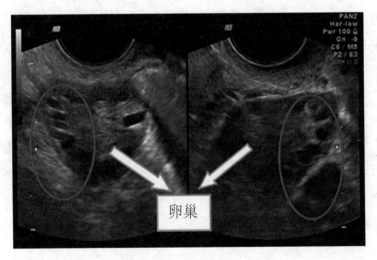

图 1-1　卵巢"项链征"超声

注：圈内为超声下典型的"项链征"

超声测量出卵巢的长径、横径和前后径，然后按照公式 0.5×长径×横径×前后径计算出卵巢的体积，当一侧或两侧卵巢的体积≥10 ml 时也认为是 PCOM。

6 我的女儿才 14 岁，月经不规律，超声提示卵巢多囊样改变，是患了 PCOS 吗？

　　PCOS 长期以来被公认为是一种异质性综合征（即每例患者的临床表现会不一样），其症状主要为月经失调、痤疮、多毛及卵巢多囊样改变等。一项针对亚洲 700 例青少年月经失调的研究显示，179 例通过血清性激素测定和腹部超声初步诊断为 PCOS，1 年后复查确诊 PCOS 者有 150 例；12~14 岁者占 7.3%。结果表明，PCOS 患者发病年龄较早，常在月经初潮就出现。鉴于女性青春期本身容易出现月经失调、痤疮等症状，且青春期超声提示卵巢多囊样改变的情况较常见，为慎重起见，我国对于青春期 PCOS 的诊断必须同时符合以下 3 个指标，包括：①初潮后月经稀发持续至少 2 年或闭经；②高雄激素的临床表现或高雄激素血症；③超声下卵巢多囊样改变的表现。同时应排除其他疾病。

7 我感觉腹部疼痛，是不是意味着患有 PCOS？

腹部疼痛并不意味着患有 PCOS。PCOS 的症状主要有月经失调、不孕症、多毛、痤疮、脱发、肥胖及黑棘皮病等。如果患者出现腹部疼痛，医师需要对其进行妇科专科体检及必要的辅助检查来判断是哪里出了问题。

8 我的卵巢有多个囊肿，而且月经没有来潮，是不是患了 PCOS？

PCOS 的卵巢上有 ≥ 12 个直径为 2~9 mm 的卵泡，但并不是囊肿。PCOS 患者有可能合并卵巢囊肿，但一定要分清楚诊断PCOS 的标准之一是卵巢多囊样改变，它指的是长不大的小卵泡，并不能等同于卵巢囊肿。月经没有来潮有很多原因，育龄期妇女首先要排除是否妊娠。另外，生活环境的改变、体重骤减、精神压力、下丘脑-垂体-卵巢轴的病变或功能失调都有可能导致月经不来潮，有些分泌性激素的卵巢肿瘤也可能引起月经不来潮。PCOS 的月经周期多为 35 天至 6 个月或闭经，闭经前常有经量过少或月经稀发，PCOS 的月经也可表现为频发（月经周期 <21天）或异常子宫出血。因此不能一概而论，卵巢囊肿和月经没有

来潮并不能诊断为 PCOS。

9 超声结果没有提示我的卵巢多囊样改变，为什么医师会诊断为 PCOS？

PCOS 是一种异质性疾病，从其诊断标准可以看出，仅凭卵巢多囊样改变不能诊断或排除 PCOS，所以有些患者即使超声没有提示卵巢多囊样改变，只要有稀发排卵或无排卵及高雄激素的临床表现和（或）高雄激素血症，医师就可以诊断该患者患有 PCOS。

10 之前超声结果提示我的卵巢多囊样改变，这次的超声未见卵巢多囊样改变，我的 PCOS 是不是治好了？

如果患者已经确诊为 PCOS，则需要长期治疗和管理，且诊断不受单次超声检查结果的影响。用于诊断 PCOS 的超声检查最好在月经周期的卵泡早期进行，有时超声检查的时间不对可能会出现不同的结果，某些患者经过治疗后也可能出现超声影像学的改变，但只要曾经超声检查发现卵巢多囊样改变，都可以作为诊断依据。判断 PCOS 是否好转主要是看临床表现是否好转（如月经失调好转，痤疮、多毛等高雄激素表现好转），还可以抽血测定雄激素水平是否下降等，不是只看单次超声结果的改变。

二、发病机制

11 | PCOS 的发病机制是什么？病理生理机制又是什么？

PCOS 的确切发病机制尚不清楚，大多数专家认为与环境及遗传等因素有关。临床上发现 PCOS 患者的母亲或姐妹也可能患有 PCOS。环境因素包括胚胎时期母亲高雄激素状态、环境内分泌干扰物（如双酚 A）、持续性有机污染物（如多氯联苯）、抗癫痫药物、营养过剩及不良生活方式等。还有学者认为 PCOS 与炎症反应等有关。无论何种假说，其具体的发病机制仍不明确。

PCOS 的病理生理机制是高雄激素和胰岛素抵抗。胰岛素是一种控制血糖的激素，可以使食入的糖进入细胞得以利用。临床上许多 PCOS 患者会出现胰岛素抵抗，使得机体处于高胰岛素水平。过多的胰岛素被证实可能会增加雄激素的分泌，而高雄激素也会促进胰岛素抵抗，两者形成恶性循环。

12 我的姐姐/妹妹已经诊断为 PCOS,我也会患该病吗?

PCOS 的确切病因尚不明确。研究表明,其可能是由某些遗传基因与环境因素相互作用引起的。PCOS 有家族聚集现象,目前被认为是一种多基因遗传性疾病,虽然确切的遗传基因不清楚,但可能涉及胰岛素作用相关基因、高雄激素相关基因及慢性炎症因子相关基因等。目前主要有以下几种学说:①低出生体重儿快速增长学说;②发育亢进学说;③有 PCOS、男性秃顶、糖尿病、高血压、肥胖家族史的女性,其青春期患 PCOS 的风险增加,提示该病与遗传因素有关;④肾上腺功能初现时功能过盛学说;⑤胰岛素样生长因子异常学说;⑥子宫激素内环境假说。以上几种学说,尚不确定哪一种是正确的,所以目前若有姐姐/妹妹诊断为 PCOS,你不一定会患该病。

13 PCOS 是遗传性疾病吗?如果我以后生了一个女儿,她也会患 PCOS 吗?

科学家们长期探索遗传基因对 PCOS 的影响表明,有常染色体或 X 染色体综合征的假设,但至今无 PCOS 可遗传的定论。不过，已有研究证实 PCOS 有家族聚集倾向。通过系列研究，发现 PCOS 容易在一级亲属［父母、子女和兄弟姊妹（同父母）］中发生。国外有学者研究了 93 例 PCOS 患者的一级亲属，50 例的姐妹中有 16 名（32%）患 PCOS，78 例的母亲中有 19 名（24%）患 PCOS。动物模型研究显示，胚胎时期受母体高雄激素环境影响，成年后会增加 PCOS 的发病风险，但关于人类子代 PCOS 发生率的研究有限，结果也不尽相同。因此，如果你以后生育一个女儿，她不一定会和你一样患有 PCOS，目前不建议对 PCOS 患者子代做特殊检查和干预。

14 | 基因能导致 PCOS 吗？

PCOS 的病因目前尚不明确，可能由多种因素引起，基因只是其中的一种可能。目前，研究发现，PCOS 发病可能与以下基因有关：①胰岛素敏感性相关基因，胰岛素受体基因的 3 个多态性 3364T/C、128T/C、176477C/T 与 PCOS 的易感性有关；②甾体生物合成相关基因，如 17β-羟脱氢酶 5（AKRIC3）的多态性编码基因；③参与性激素调节的相关基因，如信号转导蛋白基因 GNAS 的基因型分布；④心血管风险相关基因，如脂素基因（ADIPOQ）的单核苷酸多态性基因 45G/T；⑤解毒相关基因，如 IL-1 基因多态性 2889C/T、IL-6 基因多态性 597G/A。

15 | 除了基因易感性，其他导致 PCOS 的原因有哪些？

导致 PCOS 的原因，除外基因易感性，还有环境因素、精神因素、慢性炎症反应等造成的下丘脑-垂体-卵巢轴调节功能异常、胰岛素抵抗或高胰岛素血症及肾上腺内分泌功能异常等。

（1）环境因素：临床数据表明，出生前子宫暴露于高水平雄激素环境中的女性胚胎，成年后将出现 PCOS 的征象。随着人类生活现代化进程的加快，环境中各种化学物质对人体的毒性作用也越来越广泛、严重。有研究认为，过多地接触塑料用品、油漆、杀虫剂等物品及处于空气严重污染的环境中均与 PCOS 的发病有关。黄卫娟等分析了 108 例 PCOS 患者的 21 个环境因素，发现使用一次性塑料用具、常暴露于厨房油烟中及有装潢房屋史等因素是 PCOS 发病的高危因素。

（2）精神因素：由社会压力大引起的长期精神紧张、焦虑、抑郁等负面情绪，一方面可以对行为产生不利影响，如暴饮暴食、酗酒等，容易使患者变胖；另一方面也可使血清中单胺类神经递质如 5-羟色胺和激素发生变化，引起促性腺激素释放激素的分泌改变，进而干扰下丘脑-垂体-卵巢轴的调节功能。

（3）慢性炎症反应：PCOS 存在慢性炎症的病理、生理过程。外周血中主要的慢性炎症细胞因子，如肿瘤坏死因子、C 反应蛋白、白介素、血浆纤溶酶原激活物和抑制物、单核细胞趋化因子等，在 PCOS 患者中有不同程度的升高，且在卵巢组织中可见大量的巨噬细胞和淋巴细胞浸润。

总之，虽然目前对 PCOS 的具体病因认识尚不够充分，但普遍认为 PCOS 的发生、发展是各种因素相互联系、相互影响、共同作用的结果。

16　什么是胰岛素抵抗？胰岛素抵抗如何影响 PCOS？

胰岛素抵抗是细胞、组织或器官在完成糖代谢反应时所需的胰岛素用量比正常多的一种状态，导致胰腺 B 细胞分泌更多的胰岛素，代偿性产生高胰岛素血症，最终导致糖代谢和脂代谢异常。

胰岛素抵抗通过多个层面影响 PCOS，包括 PCOS 的发生、发展、临床表现及远期结局。有研究表明，胰岛素抵抗可能在 PCOS 的发病中起核心作用。胰岛素抵抗可导致卵巢卵泡闭锁，继而出现持续性无排卵、月经不规律，甚至出现闭经或异常子宫出血——无排卵性子宫出血（出血量多时也可导致 PCOS 患者贫血）。若患者处于育龄期，无排卵性月经可导致不孕症，即使妊娠，流产率也比正常孕妇要高。约 1/3 的 PCOS 患者妊娠后流产，且具有 PCOS-胰岛素抵抗病史的患者妊娠后还容易并发妊娠期糖尿病。Lo 等在 2002—2004 年对 92 933 例 16～44 岁的多种族孕妇进行大样本队列分析，在 5725 例符合妊娠期糖尿病诊断标准的女性中，有 1542 例被诊断为 PCOS。多变量逻辑回归分析显示，PCOS 患者发生妊娠期糖尿病的风险超过正常孕妇的 2 倍。此外，高胰岛素浓度可导致卵巢雄激素产生增多，尤其是睾酮增多，增多的睾酮导致痤疮、多毛及脱发的发生。胰岛素抵抗对 PCOS 患者的代谢造成长期影响，表现为患者到了围绝经期及绝经后期时，发生 2 型糖尿病的风险增加 3～7 倍，患高血压、冠心病等心血管疾病的概率可能增加。

17 饮食和 PCOS 有关吗？

引起 PCOS 的原因很多，包括遗传因素、环境因素（饮食和生活习惯）等。不健康的饮食，如暴饮暴食、少食蔬菜水果、高糖高脂饮食等均是引起 PCOS 的高危因素。动物实验表明，正常 SD 雌性大鼠，高脂饮食 17 周后，与正常饮食 17 周的 SD 大鼠相比，其空腹血糖、总胆固醇及低密度脂蛋白均升高，且出现胰岛素抵抗和高脂血症表现，卵巢形态学呈多囊样改变，说明高脂饮食可以诱导 SD 雌性大鼠发生 PCOS 的表型改变，提示高脂饮食可能是女性 PCOM 的发病诱因之一。不良的饮食习惯可能与 PCOS 有关，但不是导致 PCOS 的唯一因素。

18 | 生活方式如何影响 PCOS？

　　不健康的生活方式如饮食作息不规律、少食蔬菜水果、缺乏体育锻炼、经常暴饮暴食及生活工作压力大等是引起 PCOS 的高危因素。饮食不规律和经常暴饮暴食容易使饮食结构（摄入的碳水化合物、蛋白质及脂肪的比例）不均衡，引发肥胖。少食蔬菜水果也代表了 PCOS 患者的饮食偏好，长期会影响身体健康，如面食和肉食热卡含量较高，容易引发肥胖，久之会发生脂代谢异常、糖耐量异常或 2 型糖尿病等内分泌和代谢紊乱。缺乏体育锻炼容易导致身体脂肪分布不均衡，是中心型肥胖的一个危险因素。有研究表明，肥胖的 PCOS 患者在节食治疗的同时坚持运动后，其多毛和月经情况有显著改善，并有部分患者成功妊娠。我国有研究对 782 例育龄期女性［包括 437 例 PCOS 患者（PCOS 组）和 345 例健康育龄期女性（对照组）］进行相关因素调查分析，结果显示，PCOS 群体中经常暴饮暴食者和生活工作压力大者所占比率明显高于对照组。总之，不健康的生活方式可导致肥胖加重，恶化 PCOS 的病理状态，使 PCOS 症状进一步加重，最终形成恶性循环。

19 | 为什么 PCOS 会引起体重增加？肥胖如何加重 PCOS 的症状？

大多数 PCOS 患者（38%～88%）表现为超重或肥胖。PCOS 患者肥胖的病因有基因遗传倾向，也与导致肥胖的环境（饮食、生活习惯等）及患者激素内环境有关。PCOS 循环中的雄激素、高胰岛素及皮质醇升高可能与腹型肥胖的形成有关，最终导致患者体重增加。另外，生长激素配体，即生长激素促分泌剂受体的内源性配体，主要由胃分泌，少量来源于卵巢、小肠、胰腺、下丘脑、垂体、脂肪细胞、肾等，其具有调节食欲和能量代谢的功能，在控制摄食与能量平衡及对饥饿的神经内分泌调节方面发挥重要作用。有研究表明，PCOS 患者在正餐后血浆生长激素配体的浓度比对照组明显降低。这可以推测生长激素配体可以降低 PCOS 患者的饱食感，增加饥饿感，说明异常的生长激素配体浓度可以导致 PCOS 患者饮食失调，最终引起体重增加或肥胖。同时，肥胖也会加重 PCOS 患者的胰岛素抵抗状态，脂肪组织特别是内脏脂肪组织的一些代谢产物，如游离脂肪酸及乳酸等增加，这些代谢产物能影响胰岛素的分泌、代谢及外周作用，使 PCOS 的排卵障碍、月经失调、高雄激素症状更加严重，病理状态进一步恶化，最终形成一个恶性循环，继续加重 PCOS 患者的体重。

三、月经失调

20 | 月经周期是如何调控的？

月经是指伴随卵巢周期性变化（周期性排卵）而出现的子宫内膜周期性脱落及出血。子宫内膜脱落产生月经后，卵巢中的卵泡生长并分泌雌激素，使子宫内膜重新生长并逐渐增厚。卵巢中的卵泡成熟排卵后变成黄体，产生雌激素、孕激素，使子宫内膜转化并进一步增厚。如果女性没有受孕，黄体萎缩，雌激素、孕激素下降，子宫内膜失去雌激素、孕激素支持后会自动脱落，月经再次来潮。下个月又周而复始。一般认为一个正常的月经周期是 21~35 天。

21 | 为什么许多 PCOS 患者的月经不规律？

月经失调是许多 PCOS 患者就诊的原因之一，也是 PCOS 最常见的症状。PCOS 患者常出现月经稀发甚至闭经，也有患者表现为月经频发。月经稀发是指月经间隔>35 天，1 年内<8 个月经

周期；闭经则是6个月或更长时间未来月经；月经频发是指月经周期<21天。这些PCOS患者之所以会出现月经问题，是因为卵巢形成了许多未成熟的小卵泡，不能长出成熟卵子而发生排卵障碍。不排卵意味着这些患者在月经后期缺乏孕激素，正常的月经是雌激素、孕激素共同调控的，当身体缺乏孕激素时，月经则出现不规律或无月经。PCOS患者体内过多的雄激素及胰岛素抵抗可导致下丘脑、垂体激素释放紊乱，从而影响卵泡的生长和排卵过程，进而影响月经周期。

22 | 我有月经失调，医师会诊断为 PCOS 吗？

仅仅是月经失调并不能诊断为PCOS，因为导致月经失调的因素有很多。首先要了解什么是正常的月经，有些女性认为月经稍稍推迟或提前4~5天就是月经失调，这是不正确的。正常的月经具有周期性，两次月经第1天的间隔时间称为一个月经周期，一般为21~35天，平均为28天。每次月经的持续时间称为经期，一般为2~8天，平均为4~6天。因此，一个月经周期<21天或>35天都是不正常的，每个经期出血时间不应超过8天。PCOS患者的月经失调多表现为月经稀发（一个月经周期为35天至6个月）或闭经，闭经前常有月经量过少或月经稀发。少数PCOS患者也可表现为月经频发（一个月经周期<21天）或子宫不规则出

血，月经周期或经期无规律性。

　　PCOS 是一种排除性诊断，目前国际上多采用鹿特丹标准（见问题 4）。与此标准稍有不同，在我国现行的 PCOS 诊断标准中，月经稀发或闭经或子宫不规则出血是诊断的必需条件；另外，再符合 2 项标准中的 1 项 [①高雄激素的临床表现和（或）高雄激素血症；②超声表现为多囊卵巢]，并排除其他可能引起高雄激素和排卵异常的疾病后，方可诊断为 PCOS。因此，医师不会仅因月经失调就将患者诊断为 PCOS。

23 ｜ 什么是激素？什么是性激素？

　　激素是由体内具有分泌功能的腺体或器官分泌的，它们作为信使传递信息，调节人体的新陈代谢。

　　主要的内分泌腺体包括垂体、松果体、胸腺、甲状腺、肾上腺、胰腺等。另外，男性睾丸和女性卵巢可以分泌性激素，包括雌激素、雄激素、孕激素等，具有促进性器官成熟、副性征发育及维持性功能等作用。

　　激素在人体内含量很少，但是可以在细胞甚至整个身体内引起很大变化，这就是为什么过多或过少的激素可以使得机体发生功能性紊乱。实验室可以通过检测血液、尿液及唾液等来得出激素水平。如果患者身体出现了内分泌失调的症状，医师就可以通过实验室检查来了解激素水平。

人体很多的生理过程是靠激素来调节的，不同的激素所起到的生理作用不同，主要包括：①身体的生长和发育；②新陈代谢（身体如何从吃的食物中获得能量）；③性功能；④生殖；⑤影响情绪。

24 女性正常会分泌雄激素吗？正常分泌的雄激素和 PCOS 分泌的雄激素有什么区别？

雄激素被普遍认为是男性激素，但女性体内的卵巢和肾上腺也会分泌少量雄激素。少量雄激素可以使身体充满活力、提高运动机能，同样也可以影响外观、防止衰老。过多或过少的雄激素都会导致身体功能紊乱。在 PCOS 患者体内，卵巢分泌的雄激素多于正常值，故会使 PCOS 患者出现痤疮、多毛、脱发等症状，甚至男性化。

四、痤疮、多毛等皮肤问题

25 为什么我的面部毛发浓密且皮肤破损，不停地长粉刺？激素会影响皮肤和毛发吗？

　　PCOS 的一个诊断标准就是高雄激素的临床表现，面部毛发浓密及粉刺都是高雄激素的典型临床表现。由于人种和地理差异，多毛在普通人群中的发病率为 5%～15%，而在 PCOS 患者中高达 65%～75%，并且在肥胖患者中更高。PCOS 患者阴毛浓密，类似男性阴毛，呈菱形分布，延及腹股沟、腹中线，还可出现上唇、下颌的细须或乳晕周围长毛等（图 1-2 至图 1-4）。由

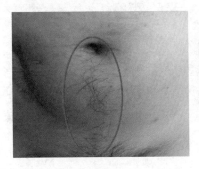
图 1-2　PCOS 患者腹中线长毛

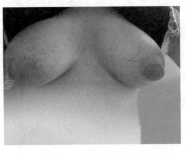
图 1-3　PCOS 患者乳晕上方长毛

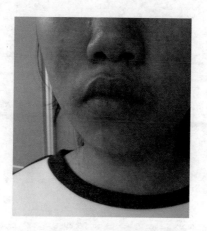

图 1-4　PCOS 患者上唇细须

于人体毛囊的数量在出生前就已经固定，故所谓的"多毛"并不是特指毛发数量的增多，更多地是指毛发生长速度加快、毛发变粗、毛发颜色变深。

痤疮在青少年患者中多见，发病率为 14%~27%，具有症状重、持续时间长、顽固难治愈、治疗反应差等特点。原因为过多的雄激素刺激毛囊皮脂腺单位，从而表现为油脂性皮肤。痤疮多见于额部、面颊、背部及胸部，最初表现为粉刺，若治疗不得当，之后可发展为脓包、结节、皮脂囊肿、遗留瘢痕等（图 1-5 至图 1-7）。在临床上，医师会对 PCOS 患者的多毛及痤疮程度进行评分、分级，得分、级别越高，多毛和痤疮就越严重。

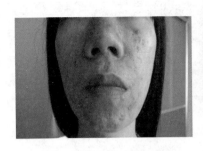

图 1-5　PCOS 患者面部痤疮

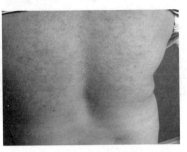

图 1-6　PCOS 患者背部痤疮

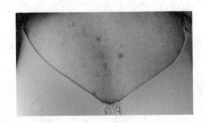

图 1-7　PCOS 患者胸部痤疮

26 | 什么临床表现属于多毛？我的腿毛很多是多毛吗？

　　女性多毛症定义为男性样的末端毛发生长过多，为粗、厚、色深而长的终毛，多发生于体中线部位，如上唇毛如细须，乳晕周围粗毛，阴毛浓密且可达肛门周围、大腿内侧、腹股沟，有部分严重者可上延到腹中线甚至脐部，类似男性菱形阴毛，更有甚者胸部亦可见长毛。到目前为止，应用最广泛的多毛症评定方法是改良 Ferriman-Gallwey 评分系统，共评估了 9 个特征性部位，包括上唇、下颌、胸部、上腹部、下腹部、背上部、背下部、上臂和大腿，这些部位无毛发生长计为 0 分，按毛发由少到多评为 1~4 分（图1-8），一般认为总分>6 分提示多毛，但由于存在种族差异，有研究认为黄种人总分>4 分即提示多毛。前臂及小腿的毛发与雄激素关系不大，有些女性前臂和小腿上的毛发可能稍多，不一定就是多毛症，需要进行全身毛发的评估才可以做出判断。

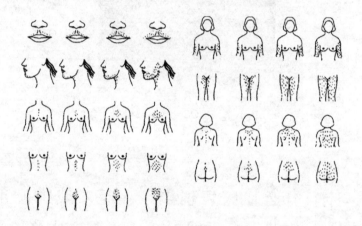

图 1-8　改良 Ferriman-Gallwey 评分系统

注：引自 Scobar-Morreale HF, Carmina E, Dewailly D, et al. Epidemiology, diagnosis and management of hirsutism: a consensus statement by the Androgen Excess and Polycystic Ovary Syndrome Society. Hum Reprod Update, 2013, 19（2）：148

27 | 什么是黑棘皮病？

黑棘皮病是少数 PCOS 患者出现的一种皮肤改变，其特点是皮肤上出现对称、发黑、柔软的斑片，常见于颈后、躯体易摩擦的皮肤皱褶处及肘部和关节等受压部位（图 1-9），可见于 5% ~ 50% 的高雄激素女性，与高胰岛素血症的严重程度有关。成人出现黑棘皮病是胰岛素抵抗和糖尿病的潜在标志。

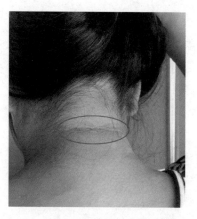

图 1-9　PCOS 患者黑棘皮病（颈部）

28 | 我的毛发过度生长，是患了 PCOS 吗？如果不是，可能患了什么疾病？

如果只是毛发过度生长，并不代表患了 PCOS，确诊 PCOS 还需要满足稀发排卵或无排卵和卵巢多囊样改变 2 项中的 1 项，不能仅凭高雄激素的临床表现而妄下诊断，因为导致毛发过度生长的原因有很多，而且 PCOS 的诊断标准中明确提出，需要排除高雄激素疾病如库欣综合征、先天性肾上腺皮质增生、分泌雄激素的肿瘤等才能诊断为 PCOS。大多数多毛症是由于以上某种疾病引起的，非疾病引起的多毛症称特发性多毛症，也称单纯性或外周性多毛症，致病原因不明，可能与皮肤 5α-还原酶活性［睾酮通过 5α-还原酶生成双氢睾酮，双氢睾酮导致高雄激素的临床表现（如痤疮、多毛）发生］增强或胰岛素受体基因的多态性有关。

29 | 我的月经量过多且脱发严重，是因为 PCOS 吗？

雄激素性脱发也是 PCOS 患者高雄激素的典型临床表现，出现较少且较晚（图 1-10）。有研究表明，其与代谢综合征和胰岛素抵抗存在关联。这种脱发主要发生在头顶部，向前可延伸至前

多囊卵巢综合征 100 问

头部，但不侵犯发际，向后可延伸到后头部，但不侵犯后枕部，只是头顶部毛发弥散性脱落、稀少。如果患者患有 PCOS 并伴有脱发的表现，那很有可能是由于 PCOS 引起的脱发。但是，有脱发并不一定代表就是患了 PCOS，医师还需要排除一些导致脱发的其他疾病，如脂溢性脱发和由病毒、细菌、有害化学物质、遗传导致的脱发。

因此，患者虽然月经量过多，但如果月经周期规律，可能不具备诊断 PCOS 的条件，需要进行相关检查来明确是否患有 PCOS，而单纯脱发不能诊断 PCOS。

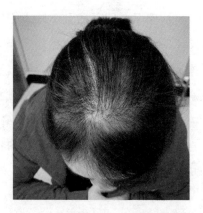

图 1-10　PCOS 患者雄激素性脱发

五、生育、心理相关问题

30 | 我有 PCOS，是不是不能生育了？

许多 PCOS 患者由于排卵障碍而存在不同程度的生育问题，从而使不孕症成为 PCOS 的一个特征。导致不孕症的主要原因通常是 PCOS 患者存在无排卵或稀发排卵，其他可能的原因还包括肥胖、代谢紊乱、炎症因子、卵子质量下降、子宫内膜容受性下降等。当然，引起不孕症的原因众多，输卵管因素、子宫内膜异位症、子宫腔粘连、其他内分泌异常、男性因素等都需要进行排查。针对 PCOS 患者不孕症的发病原因，临床上，医师可采用促排卵治疗、腹腔镜手术或辅助生殖技术（俗称"试管婴儿"）来帮助患者解决生育问题。因此，PCOS 患者是可以生育的，部分患者需要医师的帮助获得妊娠。

31 | 我刚结婚，患有 PCOS，会有生育问题吗？

2012 年 1 月，《生育与不孕》杂志在线发表了 ESHRE/

ASRM 发布的《多囊卵巢综合征对女性健康影响的共识》，该共识指出许多 PCOS 妇女都存在生育力下降，需要行促排卵治疗。另外，PCOS 患者早期妊娠的胚胎暴露于子宫内雄激素过多的环境中，可能会导致胎儿发育异常，而且对女性胎儿的影响更大；胎儿高雄激素血症可能会扰乱胚胎程序化分化，特别是影响调节生殖和代谢的基因。2013 年，《美国内分泌学会临床指南：多囊卵巢综合征的诊断和治疗》指出 PCOS 会导致不孕症并可能影响子代健康；同时，PCOS 患者，特别是合并肥胖的 PCOS 患者存在许多导致产科并发症的危险因素，包括妊娠早期流产、妊娠期糖尿病、早产及子痫前期。为了最大程度改善生殖及妊娠结局，《2018 年多囊卵巢综合征的评估与管理国际循证指南》强烈推荐对 PCOS 患者孕前筛查体重、血压、血糖、血脂（超重或肥胖者）及进行口服糖耐量试验等，对其抽烟、饮酒、睡眠、饮食、精神状态及性健康进行全面评估。

32 | PCOS 患者妊娠期有什么风险？

近年来，大量研究表明，PCOS 患者妊娠期的患病风险明显高于健康女性，尤其表现在较高的早期流产率、妊娠期糖尿病的发生率、妊娠期高血压疾病的发生率。PCOS 患者妊娠后，妊娠期糖尿病的发生率达 40%~50%，妊娠期高血压疾病的发生率达

5%~8%，胎儿宫内发育迟缓的发生率达 10%～15%，均高于正常女性。据报道，PCOS 患者胰岛素抵抗的患病率达 20%～40%。妊娠中、晚期女性体内抗胰岛素样物质增加，如胎盘生乳素、雌激素、孕激素、胎盘胰岛素酶及皮质醇等都具有拮抗胰岛素的功能。2 种抗胰岛素样物质的叠加可加重胰岛素抵抗，最终导致胰岛 β 细胞失代偿，发展为妊娠期糖尿病。

33 | PCOS 会影响妊娠结局吗？

　　PCOS 患者妊娠是否会发生不良结局目前仍没有定论，但多数学者认为 PCOS 患者的流产率高于正常孕妇。PCOS 患者流产的原因可能与体内黄体生成素、胰岛素及雄激素水平增高相关，但具体的影响机制仍有待进一步研究。近年来，大量研究表明，PCOS 患者妊娠期的患病风险明显高于健康女性，尤其表现在较高的早期流产率、妊娠期糖尿病的发生率、妊娠期高血压疾病的发生率。PCOS 患者分娩低体重儿、巨大儿，以及出现新生儿畸形、新生儿窒息、新生儿低血糖的概率，各文献报道不一致，但对于有 PCOS 病史的孕妇，应在妊娠早期开始时密切监测，必要时安胎，定期产检，合理饮食，尽量做到早预防、早发现、早治疗。

34 | 我经常感到焦虑、抑郁，和 PCOS 有关吗？

　　PCOS 患者普遍存在焦虑和抑郁。研究发现，对于确诊为 PCOS 的女性，其精神状态比患其他疾病的女性要差。PCOS 患者的情绪症状包括睡眠减少、失落、身体疲乏、担心、自尊心受挫及恐惧。有研究认为，焦虑和抑郁可能与高雄激素血症有关；也有研究认为上述观点缺乏证据。PCOS 患者对肥胖、生育、月经问题及该疾病的不可治愈性的担忧可能是她们产生焦虑和抑郁的主要原因。

第2章

多囊卵巢综合征的相关检查

35 诊断 PCOS 需要进行哪些检查?

　　诊断 PCOS,可能需要做以下检查:①身体方面的检查,包括测量身高、体重、腰围、臀围、血压等,检查面部和胸背部的痤疮情况,以及体毛和性毛的分布状况等。②血清性激素浓度测定 [促卵泡激素(follicle stimulating hormone, FSH)、黄体生成素(luteinizing hormone, LH)、雌二醇(estradiol, E_2)、睾酮(testosterone, T)、泌乳素(prolactin, PRL)、孕酮(progesterone, P)],有条件建议测定性激素接合蛋白(sex hormone-binding globulin, SHBG)、硫酸脱氢表雄酮(dehydroepiandrosterone sulphate, DHEAS)、雄烯二酮(androstenedione, AND)等(见问题 36)。③盆腔超声检查(最好是经阴道或经直肠超声)。④筛查代谢并发症(空腹血糖、空腹胰岛素、糖耐量试验、胰岛素释放试验、血脂、肝肾功能等）。此外，2018 年《多囊卵巢综合征中国诊疗指南》建议检测抗苗勒管激素，酌情筛查甲状腺功能、肾上腺皮质功能、17α-羟孕酮，来除外一些常见的可致相似临床表现的疾病。

36 | PCOS 患者应该进行哪些激素检查？

PCOS 患者应该在月经的第 2~5 天检查性激素六项，分别是 FSH、LH、T、PRL、E_2、P。为什么要在月经的第 2~5 天检查？原因是女性的月经周期分为卵泡期、排卵期和黄体期，在不同时期激素水平差异很大，在月经的第 2~5 天为卵泡早期，此时激素水平是基础水平，一般 PCOS 的诊断是通过激素基础水平来判断的，故这个时候检查激素水平是否异常可较好地帮助诊断。那么对于月经稀发或闭经者该如何检查？如果 B 超提示子宫内膜厚度<0.5 cm，双侧卵巢无直径 ≥ 1 cm 的卵泡，也可视为基础状态。

另外，在有条件的情况下临床医师还会检查 SHBG、DHEAS、AND，原因是雄激素种类较多，包括 T、双氢睾酮、AND、脱氢表雄酮及 DHEAS 等成分，女性体内不仅卵巢会分泌雄激素，肾上腺也会分泌一部分，任意一种雄激素增高都属于高雄激素血症，也是 PCOS 的临床表现之一。另外，T 在血液中一般与 SHBG 结合运输，呈结合状态，而发挥生物活性的主要是游离状态的 T，SHBG

的变化会影响游离 T 的含量，从而影响雄激素的生物活性，故医师可以通过计算游离雄激素指数（free androgen index, FAI）来判断雄激素的活性，FAI = ［总 T（nmol/L）×100/SHBG（nmol/L）］，FAI 的正常值为 0.7~6.4。

因为 PCOS 患者的血清抗苗勒管激素水平较正常增高，所以临床医师也会检查抗苗勒管激素水平以协助诊断。

由于甲状腺功能异常也可能引起月经异常，故很多患者初次检查时会同时检测甲状腺功能，如促甲状腺激素（thyroid stimulating hormone, TSH）、血清游离甲状腺素（serum free thyroxine, FT_4）、血清游离三碘甲腺原氨酸（serum free triiodothyroxine, FT_3）等。因为肾上腺功能异常也可导致雄激素增高，必要时可以检查肾上腺功能。

37 PCOS 患者性激素检查结果会不正常吗？

PCOS 是一种异质性综合征，其主要症状为月经失调、不孕症、多毛、痤疮、肥胖及卵巢多囊样改变等。但并不是每例患者都具备上述所有征象。既往研究表明，约 68% 的 PCOS 患者有高雄激素血症，10%~15% 有轻度至中度的 PRL 升高。而 FSH 及 LH 的表现呈多样性，可表现为 LH/FSH 的比值升高，也可显示为正常。同时，雄激素的种类较多，只是一种雄激素正常不能排除高雄激素血症，但不是所有的医院都能检测这些指标。同时，实验室检查也会存在误差。因此，当 1 例 PCOS 患者检查血清性激素时，其结果可能异常，也有可能正常。

38 我的性激素检查结果正常，是不是说明问题不严重？

根据 PCOS 的诊断标准，可以清楚地知道性激素检查是否有高雄激素血症只是 PCOS 的诊断依据之一，即使性激素检查无明显异常，但如果女性患者有多毛、痤疮、脱发等高雄激素的临床表现，医师也可以诊断该患者为高雄激素血症，而且在 PCOS 的诊断中，临床表现比实验室检查更重要，故临床上单纯依靠性激素检查来诊断 PCOS 或判断 PCOS 的严重程度都是不合理的。当然，如果 1 位 PCOS 患者准备妊娠，医师往往要求将该患者的性激素水平控制到正常范围后再让其受孕，目的是增加妊娠率和降低流产率。

39 我需要进行糖耐量试验吗？

糖耐量试验（oral glucose tolerance test，OGTT）是一种葡萄糖负荷试验，是指患者口服或静脉摄入一个负荷剂量的葡萄糖后，间隔一定时间测定血糖，观察其变化以了解胰岛 β 细胞功能和机体对血糖的调节能力，从而为糖耐量异常和糖尿病的诊断提供帮助。

OGTT 的具体检查方法为受试者在试验前 3 天至少每天进食 150 g 碳水化合物，试验时间为早晨 7∶00~9∶00 开始，受试者空腹 10~16 小时后 5 分钟内口服 75 g 葡萄糖粉。测定空腹及服糖后 1 小时、2 小时、3 小时的血糖水平，要求每次血糖采血时间点前后误差不超过 3 分钟。

对于是否需要行 OGTT，AES 建议 PCOS 患者无论体重指数（body mass index，BMI）高低，均应行 OGTT 以判断是否存在糖耐量减低的情况。若糖耐量正常，PCOS 患者也应至少每 2 年复查 1 次 OGTT，对有高危因素的患者应缩短检查间隔；若为糖耐量减低，PCOS 患者应每年监测 OGTT，以了解是否向糖尿病进展。ESHRE/ASRM 建议具有高雄激素临床表现，且合并无排卵、黑棘皮病、肥胖，以及有糖尿病和妊娠期糖尿病家族史的 PCOS 患者行 OGTT。美国内分泌协会认为 PCOS 患者为糖耐量异常的高危人群，并推荐青春期、成年 PCOS 患者行 OGTT 筛查是否合并糖耐量异常、2 型糖尿病，筛查间隔为 3~5 年，若存在中心性肥胖、体重增加明显和（或）糖尿病症状时，筛查间隔应更短。

我国专家认为，PCOS 患者是发生胰岛素抵抗和糖尿病前期的高危人群，无论 BMI 高低，PCOS 患者糖代谢异常会随着病程延长或年龄增长而发展，故建议所有 PCOS 患者行 OGTT，以便及早发现并干预糖尿病前期及糖尿病。

第 3 章

多囊卵巢综合征的治疗

一、多囊卵巢综合征的西医治疗

40 | 我为什么会患 PCOS？可以避免患 PCOS 吗？

PCOS 的病因至今未阐明。目前的研究认为，其可能是由于某些遗传因素与环境因素相互作用所致。近年来，越来越多的研究注意到遗传因素、环境因素、社会心理因素及炎症因素等在 PCOS 的发生、发展中的重要作用。PCOS 的病因复杂，不会由于个人的某项举动而出现，也不会因为后天的某个行为而避免。但是，一旦诊断为 PCOS，患者可以在医师的帮助下控制病情，维持正常的内分泌、代谢状态，保持健康，减少并发症。

41 | 我被诊断为 PCOS，但没有症状，需要治疗吗？

PCOS 是终身疾病，专家们认为长期、慎重、严密监测下的治疗和随访是必要的。PCOS 的治疗应该是长期的、针对病理生理环节的。近期目标为调节月经周期，控制多毛、痤疮及体重，纠正内分泌和代谢异常；远期目标为预防糖尿病、子宫内膜增生甚至子宫内膜癌、肥胖、心血管疾病及脑血管疾病等。因此，即使患者没有明显的月经失调、肥胖、多毛、痤疮等症状，也需要定期随访，预防远期并发症。

42 | PCOS 如何治疗？

PCOS 的治疗根据不同临床症状和治疗目的而有所差异，需要制订个体化治疗方案，主要包括：①调整生活方式，控制饮食，增加运动，管理体重。②调节月经周期，使用复方短效口服避孕药［如屈螺酮炔雌醇片、屈螺酮炔雌醇片（Ⅱ）、炔雌醇环丙孕酮片等］、孕激素后半周期疗法、雌孕激素周期序贯疗法等。③降低雄激素水平，使用复方短效口服避孕药、螺内酯等。④调节代谢，如改善胰岛素抵抗，除了调整生活方式外，还可以使用药物（如二甲双胍、噻唑烷二酮类等）。⑤促进生育，如孕前咨询、诱发排卵（如氯米芬、来曲唑等）、腹腔镜卵巢打孔术、辅助生殖技术等。⑥远期并发症的预防和随访管理，PCOS 的临床表现多样，易出现肥胖、高脂血症、子宫内膜增生、子宫内膜癌、抑郁、阻塞性睡眠呼吸暂停综合征、非酒精性脂肪肝、糖耐量异常、2 型糖尿病、心血管疾病等，故在诊疗中应注意治疗和预防以上疾病。⑦心理疏导。另外，还可以中西医结合治疗 PCOS。

43 我患有 PCOS，但我不肥胖，还需要减重吗？

　　PCOS 患者肥胖的发生率为 30%～60%。肥胖是指机体脂肪组织过多和（或）脂肪量与其他软组织量的比值过高。临床上常用 BMI（BMI＝体重/身高的平方）来判断是否肥胖。1998 年，世界卫生组织（World Health Organization，WHO）肥胖顾问委员会推荐 BMI≥25 kg/m^2 为超重，≥30 kg/m^2 为肥胖，但这一标准是按欧洲白人数据制定的，难以代表饮食习惯不同的中国人。2000 年，WHO 制定了亚太地区肥胖的定义，将超重和肥胖定义为 BMI≥23 kg/m^2 和≥25 kg/m^2。

　　是否肥胖，除了看体重外，还要看脂肪的分布，部分体重正常的女性，可能存在中心性肥胖。中心性肥胖也称为腹型肥胖，是指腹壁脂肪增厚，腹腔内脏器官脂肪增加，腰围较臀围增加更明显，腹型肥胖更容易导致代谢紊乱和心血管疾病。中国预防医学科学院制定的中心性肥胖标准是腰围/臀围的比值≥0.8。中国肥胖问题工作调查组调查显示，中心性肥胖女性的腰围≥80 cm。所以，即使体重正常的女性，仍需要测量腰围/臀围的比值。

一个人是否肥胖，不仅需要测 BMI，还需要测腰围/臀围的比值。部分体重指标正常的 PCOS 患者，可以不减重，但最好能保持良好的饮食和生活习惯，加强运动，防止日后变得肥胖或患腹部肥胖，切实有效的生活方式干预是 PCOS 长期管理的基础，是预防远期并发症的基础，如果能维持标准体重，使 BMI 处于 $18.5\sim23.0$ kg/m^2，同时腰围/臀围的比值<0.8 最好。

44 | 我患有 PCOS，且体重超重，需要减重多少才能获得理想体重？

肥胖的 PCOS 患者，内分泌紊乱更显著，动脉粥样硬化、冠心病、高血压、糖尿病等疾病的发病风险增加；并且由于存在稀发排卵或不排卵，生育力下降，自然妊娠率低，流产率高；同时，由于长期月经稀发，子宫内膜癌的发病风险明显增加。总之，肥胖的 PCOS 患者，代谢紊乱和并发症更严重，必须进行体重管理，减重是其长期治疗的基础。

那么，减重多少才合适？研究显示，当体重减轻 5%～10%时，能够明显降低肥胖相关疾病的发生风险。适度的生活方式调

多囊卵巢综合征 100 问

整是长期改善代谢性疾病的有效方法。减重，不单单是体重的减轻，更重要的是使体内内脏脂肪减少，改善中心性肥胖。研究显示，只有体重减少至少 5%，才能明显改善胰岛素抵抗状态，恢复月经周期，减重 5%~7% 可使超过 2/3 的患者恢复排卵。所以肥胖的 PCOS 患者需要通过饮食、运动的调整，达到至少减重5%，才能对妊娠和代谢有改善。当然，如果能通过长期坚持，减重到标准体重更佳。

45 我患有 PCOS，该如何运动？

　　肥胖是 PCOS 患者常见的临床表现，科学合理的运动可有效消耗体内的脂肪和糖，从而达到减重的目的。适量、规律、长期的有氧运动是减重的最佳选择。运动的最佳时间为饭前或饭后 2 小时。有氧运动是指运动时间较长且强度在中、小程度的任何韵律性运动。有氧运动的形式很多，如快走、慢跑、健身操、游泳、骑自行车等。有氧运动的强度因人而异，简单的强度计算方法是监测运动时的心率，使运动时的心率达到有效范围 [（170-年龄）次/分]，如 20~30 岁运动时的心率应维持在约 140 次/分，40~50 岁运动时的心率应维持在 120~135 次/分，60 岁以上运动时的心率在 100~120 次/分为有氧运动范围。

　　2018 年，中国医师协会内分泌代谢科医师分会拟定的《多囊卵巢综合征诊治内分泌专家共识》建议 PCOS 患者每周累计进行至少 150 分钟的中等强度的运动，以有氧运动为主，每次 20～60 分钟，视运动强度而定。对于体重正常但存在胰岛素抵抗和高胰岛素血症的 PCOS 患者，运动同样可以增加胰岛素敏感性，有利于其临床转归。

那么如何制订具体的运动计划？我们可以分为 4 步进行：①如果患者平时习惯久坐，那么首先是动起来，从非常轻微的活动开始，坚持2周，让身体开始有运动意识。②愉快地散步，这是一个 6 周的渐进过程，从一开始的闲逛，到每周逐渐增加快走的时间，在 6 周结束时，患者已经能够坚持每天至少 30 分钟的适量运动（表3-1）。③跑步，也是一个 6 周的坚持，这会让患者的身体习惯运动（表3-2）。④坚持一些强度相似的运动，如打球、跑步、瑜伽、普拉提、太极拳等（表3-3），不要每天局限于单一的运动方式，这样不易导致患者厌烦，才能使其长期坚持下去，最终达到每周至少坚持运动 5 天，每天至少做相当于跑步强度的运动 30 分钟。但也不是要求患者完全按照上述 4 步计划表，要使患者学会倾听身体的声音，如果患者觉得自己的身体已经适应了这一阶段的运动，可以提早进入下一个阶段；同样，如果患者觉得身体不能适应现在的强度，可以回退到 1 周前的强度，直至患者适应并能开始下一个阶段。同时注意不要运动过度，一般每天不要超过 1 小时。最好让运动成为一种兴趣并坚持下来，如可以用爬楼梯来取代乘电梯上下班，努力在生活中寻找这种小而无处不在的运动方式，患者会收到额外的惊喜。

表 3-1　第二阶段愉快地散步 6 周计划表

周/项目	走（分钟）	快走（分钟）	走（分钟）	总时间（分钟）
第 1 周	5	5	5	15
第 2 周	5	10	5	20
第 3 周	5	15	5	25
第 4 周	5	20	5	30
第 5 周	5	25	5	35
第 6 周	5	30	5	40

注：引自 Futterweit W，Ryan G. A Patient's Guide to PCOS：Understanding and Reversing Polycystic Ovary Syndrome. New York：Henry Holt and Co，2006

表 3-2　第三阶段跑步 6 周计划表

周/项目	走路拉伸（分钟）	慢跑（分钟）	走路拉伸（分钟）	慢跑（分钟）	走路拉伸（分钟）	总时间（分钟）
第 1 周	5	1	5	1	5	17
第 2 周	5	3	5	1	5	19
第 3 周	5	5	5	3	5	23
第 4 周	5	3	5	5	5	23
第 5 周	5	2	5	10	5	27
第 6 周	5	5	2	15	5	32

注：引自 Futterweit W，Ryan G. A Patient's Guide to PCOS Understanding and Reversing Polycystic Ovary Syndrome. New York：Henry Holt and Co，2006

表 3-3　相似强度的运动方式

非常轻微运动	轻微运动	中等运动	剧烈运动
做饭	做家务	园艺	网球
扫院子	打高尔夫球	骑车	篮球
熨衣服	照顾孩子	快走	跑步
散步	志愿者工作	游泳	举重
购物		慢跑	爬楼梯

注：引自 Futterweit W, Ryan G. A Patient's Guide to PCOS：Understanding and Reversing Polycystic Ovary Syndrome. New York：Henry Holt and Co，2006

46 对 PCOS 患者的饮食有什么建议？

对于 PCOS 患者，一份理想的食谱需要包括所有的必需营养素，即高分子化合物、维生素、矿物质、辅酶因子、酶类、纤维素及生命能量。一份理想的食谱会使患者有饱腹感，维持体内激素平衡，最终获得理想的体重。低碳水化合物、高蛋白的饮食可以改善胰岛素抵抗。

对于 PCOS 患者的饮食，医师建议：①少食多餐，可以将每天的 3 次大餐改为 4~6 次小餐；②多食新鲜的蔬菜、水果，其中水果不宜太甜，蔬菜尽量不含淀粉；③多种混合的碳水化合物食物代替单一的碳水化合物食物；④尽量食用有机食物；⑤选用低血糖生成指数的食物；⑥饭前先喝少量的汤，可以增加饱腹感，减少主食摄入；⑦每天摄入 20~50 g 纤维素，包括不甜的椰肉、亚麻子、奇异子、西兰花、芹菜、无谷胶粮食、苹果、深色绿叶蔬菜；⑧富含蛋白质的食物，如蛋、坚果、鱼，而瘦的禽肉、猪肉、牛肉、羊肉适量少食；⑨使用特级冷压榨橄榄油烹饪；⑩每天至少摄入 2 L 水。医师不建议：①跳过一餐不吃；②食入精炼的或单一的碳水化合物食物；③食入人工合成的甜品；④摄入酒精；⑤食入高血糖生成指数的食物，如精面、精米；⑥食入油炸食物。

47 | 对 PCOS 患者有没有推荐的食物？

推荐的蔬菜有苜蓿、花菜、蘑菇、芹菜、秋葵、甜菜、橄榄、芦笋、卷心菜、洋葱、菠菜、黄瓜、竹笋、茄子、萝卜、豆芽、芝麻菜、白菜、茴香、海带、西兰花、四季豆、糖荚豌豆、西兰苔、抱子甘蓝、芥菜、韭葱、柿子椒、莴苣。推荐蔬菜类食物每天食入 300~500 g。

推荐的水果有苹果、西柚、桃子、杏、柠檬、梨、鳄梨、酸橙、覆盆子、黑莓、桑葚、甜瓜、蓝莓、油桃、草莓、樱桃、百香果。无论哪种水果，都不宜食用过量，每天食入 200~400 g。

推荐的蛋白质类食物有鸡肉、羔羊肉、鸭肉、鱼肉、瘦猪肉、牛肉、蛋、扇贝、蚌类、鱿鱼、牡蛎、虾、火鸡、豆腐。推荐每天食入豆类及坚果 30~50 g，畜禽肉类 50~75 g，鱼虾类 50~100 g，蛋类25~50 g。

48 什么是食物的血糖生成指数？PCOS患者如何根据血糖生成指数选择食物？

一种食物的血糖生成指数（glycemic index，GI）就是指这种食物提高人体血糖的即时效应，以葡萄糖作为参考（GI为100），某一食物与其相比的百分数就是食物的GI。GI是一个比较数值，表示这个食物与葡萄糖相比升高血糖的速度和能力，故低GI食物引起血糖变化小，相反高GI食物则引起血糖升高幅度大。一般情况下，GI>70为高GI食物，GI处于55~70为中GI食物，GI<55为低GI食物，PCOS患者应尽量选择低GI食物，少食高GI食物。部分常用食物的GI值参考值见表3-4。

表3-4 部分常用食物的 GI

谷薯类		奶、豆类		水果类		蔬菜类		糖与饮料类		混合膳食	
小麦面条	81.6	黄豆（煮）	18.0	苹果	36.0	甜菜	64.0	葡萄糖	100.0	馒头+芹菜炒鸡蛋	48.6
全麦面条	37.0	黄豆面	66.6	梨	36.0	胡萝卜	71.0	绵白糖	83.8	馒头+酱牛肉	49.0
通心面	45.0	豆腐（炖）	31.9	桃	28.0	南瓜	75.0	蔗糖	65.0	馒头+黄油	68.0
馒头	88.1	豆腐（冻）	22.3	杏干	31.0	山药	51.0	果糖	23.0	三鲜饺子	28.0
烙饼	79.6	豆腐干	23.7	李子	24.0	芋头	47.7	乳糖	46.0	芹菜猪肉包子	39.0
油条	74.9	绿豆	27.2	樱桃	22.0	朝鲜蓟	<15.0	麦芽糖	105.0	牛肉面	88.6
大米粥	69.4	绿豆挂面	33.4	葡萄	43.0	芦笋	<15.0	蜂蜜	73.0	米饭+鱼	37.0
大米饭	83.2	蚕豆（五香）	16.9	葡萄干	64.0	绿菜花	<15.0	巧克力	49.0	米饭+芹菜炒猪肉	57.1
糙米饭	70.0	扁豆	38.0	猕猴桃	52.0	菜花	<15.0	方糖	65.0	米饭+炒蒜苗	57.9
黑米饭	55.0	鹰嘴豆	33.0	柑	43.0	芹菜	<15.0	苹果汁	41.0	米饭+蒜苗炒鸡蛋	68.0
糯米饭	87.0	青刀豆	39.0	柚子	25.0	黄瓜	<15.0	水蜜桃汁	32.7	米饭+红烧猪肉	73.7
黑米粥	42.3	黑豆	42.0	菠萝	66.0	茄子	<15.0	菠萝汁	46.0	猪肉炖粉条	16.7
甜玉米	55.0	四季豆	27.0	芒果	55.0	鲜青豆	<15.0	柚子汁	48.0	西红柿汤	38.0
小米饭	71.0	全脂牛奶	27.0	芭蕉	53.0	莴苣	<15.0	橘汁	52.0		
小米粥	61.5	脱脂牛奶	32.0	香蕉	52.0	生菜	<15.0	葡萄汁	48.0		
荞麦面条	59.3	低脂牛奶	11.9	西瓜	72.0	西红柿	<15.0	可乐汽水	40.3		

（待 续）

（续 表）

谷薯类		奶、豆类		水果类	蔬菜类		糖与饮料类		混合膳食
燕麦麸	55.0	老年奶粉	40.8		菠菜	<15.0	芬达汽水	68.0	
马铃薯	62.0	酸奶（加糖）	48.0				冰激凌	61.0	
苕粉	34.5	豆奶	19.0						
炸薯片	60.3								
红薯	76.7								
藕粉	32.6								
燕麦片	83.0								
白面包	87.9								
全麦面包	69.0								
苏打饼干	72.0								
爆玉米花	55.0								

注：GI, glycemic index, 血糖生成指数；引自杨月欣. 食物血糖生成指数. 北京：北京大学医学出版社，2015

49 | 我是 PCOS 患者，但仅有月经不规律，需要怎样治疗？

如果筛查没有高雄激素血症、肥胖、代谢等问题，治疗主要以调理月经周期为主，包括使用复方短效口服避孕药、孕激素后半周期疗法、雌孕激素序贯疗法（俗称人工周期，主要针对雌激素水平很低，子宫内膜薄的 PCOS 患者），达到调节月经和保护子宫内膜的目的。如果 PCOS 患者还有生育要求，则需要进一步行促排卵治疗。由于 PCOS 可以导致多种远期并发症，仍需要合理饮食、运动，保持良好的生活方式，并长期坚持检查和随访。

50 | 对于已经完成生育的 PCOS 患者，如果不想经常吃药控制月经，还有其他方法吗？

PCOS 对女性健康的影响并不会因为完成生育而终止，相反，相关并发症的发生风险逐年增加。PCOS 患者月经不规律，子宫内膜受单一雌激素刺激，容易发生子宫内膜癌。研究发现，在 40 岁以下的子宫内膜癌患者中，19%～25%患有 PCOS；而 PCOS 患者发生子宫内膜癌的可能性是同龄月经正常女性的 4 倍。所以对于完成生育的 PCOS 患者，仍需要调整月经周期，使月经周期最长不超过 2 个月，以预防子宫内膜癌。临床上调整月经周期多选择使用复方短效口服避孕药或孕激素后半周期疗法。对于雌激素偏低、子宫内膜薄的 PCOS 患者，单用孕激素不能来月经；对于有围绝经期症状的 PCOS 患者，可给予雌孕激素序贯疗法调节月经异常。

PCOS 是终身性疾病，需要长期管理，并不是完成生育就不再管理了，还需要警惕日后发生糖尿病、心血管疾病的风险。使用复方短效口服避孕药不单可以让患者形成规律的月经，预防子宫内膜癌的发生，同时还能降低雄激素水平，改善内分泌紊乱，预防远期并发症。所以相关指南推荐复方短效口服避孕药作为伴有月经不规律和（或）多毛、痤疮的 PCOS 患者的一线治疗。但如果 PCOS 患者不愿意每天吃药，或有用药禁忌，也可以选择使用一种特殊的左炔诺孕酮宫内节育系统——曼月乐，需在月经开始的 7 天内放入子宫腔。其优点在于无须服药，一次置入可作用5 年，左炔诺孕酮宫内节育系统每天释放微量的孕激素进入女性体内，可以抑制子宫内膜增生，使月经量明显减少甚至闭经，预防子宫内膜癌发生。由于左炔诺孕酮宫内节育系统是放入子宫腔内的，其释放的激素量明显低于口服避孕药，相对不良反应小，可以用于完成生育的 PCOS 患者，预防子宫内膜增生和子宫内膜癌。但如果 PCOS 患者还同时存在高雄激素血症、胰岛素抵抗等内分泌、代谢紊乱，则仍需要辅助其他治疗。

51 | 我患有 PCOS，在妊娠前需要治疗吗？

PCOS 患者妊娠前需要进行基础治疗。高雄激素水平、胰岛素抵抗不仅使 PCOS 患者不孕，而且会产生许多妊娠早期、中期、晚期并发症。PCOS 患者妊娠早期可能会发生胎儿发育异常、早期流产。妊娠中期时，妊娠期糖尿病的发生率达 40%~50%，妊娠期高血压疾病的发生率达 5%~8%，胎儿宫内发育迟缓的发生率达 10%~15%，发生风险均高于正常孕妇。另外，早产、低体重儿、剖宫产率均高于正常孕妇。目前尚没有证据证实妊娠前的基础治疗可以避免妊娠期的各种并发症，但是妊娠前的基础治疗可使 PCOS 患者受益。妊娠前的基础治疗主要包括控制体重、调整月经周期、改善高雄激素血症或高雄激素的临床表现及胰岛素抵抗，使 PCOS 患者妊娠前达到较正常的内分泌和代谢状态。

52 | 我计划妊娠，但是因为 PCOS 失败了，该怎么办？

这种情况需要到正规医院的妇科、内分泌科、不孕不育科或辅助生殖中心就诊，接受孕前咨询和全面检查，经过规范的 PCOS 治疗（即调整生活方式、调整月经周期、降低雄激素水平及改善胰岛素抵抗等治疗），并排除引起不孕症的其他原因后，接受个体化的促排卵治疗，必要时行卵巢打孔术、辅助生殖技术治疗。

53 | 氯米芬治疗 PCOS 有效吗？安全吗？

氯米芬（克罗米芬）是传统的一线促排卵药物。对于有生育要求的 PCOS 患者，在生活方式调整、抗雄激素及改善胰岛素抵抗等基础治疗后，进行促排卵治疗可选择氯米芬。它通过竞争性占据下丘脑的雌激素受体，干扰内源性雌激素的负反馈，促使 FSH 和 LH 的分泌增加，继而刺激卵泡生长，诱发排卵。氯米芬治疗 PCOS 是安全有效的，其促排卵率较高，但妊娠率仅为 30%~40%，这是因为氯米芬治疗后可出现子宫内膜薄、子宫颈黏液黏稠不利于精子通过、卵泡不破裂及黄体功能不足等影响受孕。氯米芬的不良反应小，偶尔有多胎、卵巢过度刺激综合征（ovarian hyperstimulation syndrome，OHSS）出现。

54 | 来曲唑是什么？和氯米芬有什么区别？

氯米芬是 PCOS 患者传统的一线促排卵药物。氯米芬虽然可以获得较高的排卵率（60%~80%），但妊娠率并不理想，在有排卵的 PCOS 患者中，仅有 30%~40% 妊娠。此外，氯米芬诱发的妊娠还有较高的流产率，治疗周期的流产率约为 20%。有研究报道，有 10%~30% 的 PCOS 患者对氯米芬无反应（抵抗）。

来曲唑与氯米芬同为 PCOS 患者的一线促排卵药物。《2018 国际循证指南：多囊卵巢综合征的评估和管理》和《多囊卵巢综合征中国诊疗指南》更加强调将来曲唑作为一线促排卵药物。来曲唑可促进单个卵泡发育，减少了促排卵治疗中 OHSS 的发生率，同时降低了多胎妊娠的发生率，这是其优于氯米芬之处。近年来，来曲唑被广泛用于对氯米芬抵抗的 PCOS 患者，取得了较好的排卵率和妊娠率，特别是对经氯米芬治疗后无卵泡发育或子宫内膜过薄者。来曲唑通常在月经期给药，每天 2.5~7.5 mg，连续应用 5 天。另外，有研究发现，来曲唑和人绝经期促性腺激素（human menopausal gonadotropin，hMG）联合应用促排卵，相比较氯米芬和 hMG 联合应用，子宫内膜厚度和临床妊娠率均明显增高，但来曲唑在排卵率和妊娠率方面没有显著优于氯米芬。

55 | PCOS 患者促排卵治疗有哪些风险？

PCOS 患者促排卵治疗最主要的风险是多胎妊娠和 OHSS。

虽然促排卵治疗的目的是促进单个卵泡发育成熟并排卵，但在治疗周期中多个卵泡发育并排卵并不少见，这就导致了多胎妊娠。据报道，在 PCOS 患者中，多胎妊娠的发生率达 17.9%。有人认为，双胞胎或三胞胎更好，一次搞定，省钱又省事。但实际上，多胎妊娠的围产儿和孕产妇的并发症发生率和死亡率均明显高于单胎妊娠。例如，早产、妊娠期高血压疾病、妊娠期糖尿病等产科并发症的发生率随着妊娠胎数的增加而增加；多胎妊娠时分娩相关的并发症发生率也增加，如产后出血、子宫收缩乏力、难产等，相应的剖宫产率也明显升高。对于多胎妊娠的围产儿，其患病率和病死率也较单胎要高，如早产儿相关的脑瘫、视网膜病变、坏死性小肠炎等。所以多胎并不一定是好事，尽管医师尽可能地想保证患者成功妊娠的同时尽量减少多胎发生，但多胎妊娠仍时有发生。一旦发生 3 胎及以上的妊娠，医师会建议患者适时行减胎术。

OHSS 是促排卵过程中出现的一种严重并发症，而 PCOS 患者是其发生的高危人群。OHSS 患者会有腹胀、腹痛、体重迅速增加、恶心呕吐、口渴、尿少，甚至呼吸困难、不能平卧等症状。临床表现为腹水、胸腔积液、少尿，超声显示卵巢增大。OHSS 是一种自限性疾病，一旦人绒毛膜促性腺激素（human chorionic gonadotropin，hCG）消失，激素水平下降（如妊娠失败或流产），症状会迅速缓解；但患有 OHSS 的女性一旦妊娠，病程可达数周，严重者可出现凝血功能异常、肝肾功能损害、心肺功能障碍等危重情况。轻度 OHSS 为自限性，通常在 2 周内自行缓解；中、重度需要住院治疗，医师会监测患者每天的尿量、体重、腹围等指标，根据病情给予补充白蛋白、低分子右旋糖酐，必要时使用多巴胺、呋塞米及穿刺释放胸腔积液、腹水等治疗，但这一过程通常时间较长，患者需耐心等待病情缓解。极少数病情危重者，需要终止妊娠。

56 我是 PCOS 患者，需要做"试管婴儿"吗？

PCOS 患者因为稀发排卵或无排卵、高雄激素血症及胰岛素抵抗等内分泌和代谢紊乱，常导致不孕症。但不是所有的 PCOS 患者一来医院就直接做试管婴儿，促排卵治疗是解决 PCOS 不孕症患者的最常用手段。对于 PCOS 患者的促排卵治疗，一线药物仍是氯米芬和来曲唑，均为月经来潮的第 2~5 天开始使用，连用 5 天，根据 B 超监测排卵情况调整药物剂量。如果 PCOS 患者对一线促排卵药物无反应，改用二线促排卵治疗，如药物促性腺激素［重组人促卵泡激素（recombinant FSH，rFSH）］、hMG 及腹腔镜卵巢打孔术（目前不常规推荐，仅在因其他疾病需要行腹腔镜时使用）。对于经正规一线及二线促排卵治疗仍未妊娠者，或合并输卵管因素（如输卵管堵塞），或合并男性少精子症、弱精子症、畸形精子症的 PCOS 患者，"试管婴儿"是非常有效的助孕方法。所以，这是一个三阶梯治疗方案，PCOS 患者不能一来就直接进行"试管婴儿",而且在进行"试管婴儿"前,需要确认 PCOS 患者是否具备适应证且无禁忌证,还要根据患者的具体情况,进行前期的预处理和准备,再进入常规体外受精胚胎移植术(in vitro fertilization and embryo transfer,IVF-ET;试管婴儿)程序。

57 | 我有 PCOS 导致的毛发过度生长或痤疮,应该如何治疗?

多毛和皮肤痤疮问题都是高雄激素的临床表现,故在临床上需要给予 PCOS 患者降低雄激素的治疗,推荐首选激素类避孕药治疗,目前临床上使用较多的是复方短效口服避孕药,如炔雌醇环丙孕酮片、屈螺酮炔雌醇片、屈螺酮炔雌醇片(Ⅱ),均由炔雌醇和不同的孕激素组成。炔雌醇可以使 SHBG 升高(T 入血后,80% 与 SHBG 结合,19% 与白蛋白结合,1% 游离在血中,只有游离的 T 是有活性的,结合的 T 没有活性),所以炔雌醇可使游离的 T 减少。而且避孕药为高效的雌激素、孕激素,可抑制性腺轴、LH(卵泡膜细胞在 LH 作用下生成雄激素),所以使用避孕药将 LH 降低后,雄激素也降低了。此外,避孕药还可通过减少孕烯醇酮或直接影响促肾上腺皮质激素的释放,抑制肾上腺来源的雄激素生成。也就是说,所有的复方短效口服避孕药都可以降低 PCOS 的高雄激素血症或临床表现,其中以炔雌醇环丙孕酮片的抗雄激素作用最强。

复方短效口服避孕药治疗痤疮一般需要 3~6 个月见效；多毛至少治疗 6 个月后才显效。对于使用复方短效口服避孕药治疗无效的痤疮及脱发患者，需要到皮肤科就诊，配合进行相关的局部治疗或物理治疗。

对于中、重度多毛和痤疮的 PCOS 患者，可能还需要加用其他药物，如二甲双胍、糖皮质类固醇（地塞米松）、螺内酯或其他抗雄激素药物（如氟他胺）等。

对于超重和肥胖的患者，改善生活方式，少吃油腻食物，减肥控制体重，不仅可以减少心血管疾病和糖尿病的发生风险，也可以降低高雄激素血症，改善毛发、皮肤症状。

58　听说去除面部毛发会使情况变得更糟，是真的吗？

多毛是 PCOS 患者高雄激素的临床表现，但还要排除如库欣综合征、先天性肾上腺皮质增生、分泌雄激素的肿瘤等高雄激素疾病及特发性多毛症。有些患者为了美观，会使用一些物理方法或化学方法去除面部毛发，但不恰当的脱毛方法可能会刺激毛囊使乳毛越长越粗，如剃刀刮毛会对脸上的幼嫩肌肤造成损伤，导致感染；脱毛膏使用次数多易引发皮肤过敏、红肿，并且脱除后 2~3 天就又长出新的毛发；对于蜜蜡和贴布脱毛，化学合成的蜜蜡容易对皮肤造成刺激，往下撕时，体毛容易断裂在毛孔内一部分，断了一半的毛端极容易扎入毛囊，引起毛囊炎；激光脱毛相对安全，但有可能导致色素沉着、皮脂腺损伤、毛囊炎等。这些方法往往治标不治本，根本发病原因没有解决，而且去除毛发会影响临床医师对 PCOS 高雄激素临床表现的判断，所以还是使用药物进行抗雄激素治疗更恰当。当然，如果面部多毛给患者造成很大困扰，需要咨询皮肤科或美容科医师去除毛发，避免或预防不良影响。

59 我的月经不规律，医师给我开复方短效口服避孕药，对治疗 PCOS 有好处吗？

短效口服避孕药对治疗 PCOS 有好处。复方短效口服避孕药是高效的雌激素、孕激素混合制剂，通过负反馈抑制垂体 LH 的异常分泌，从而减少卵巢产生雄激素，并可以直接作用于子宫内膜，抑制子宫内膜过度增生并调节月经周期；雌激素可以促进肝产生 SHBG，导致游离的 T 减少，具有抗雄激素作用（见问题 57）。复方短效口服避孕药是治疗 PCOS 的一线用药。

60

激素制剂——炔雌醇环丙孕酮片、屈螺酮炔雌醇片、屈螺酮炔雌醇片（Ⅱ）和其他避孕药治疗 PCOS 的效果相同吗？该如何服用？

题目中药物疗效基本相同。但是因为避孕药中孕激素种类不同，雌激素含量不同，所以各有优缺点。含环丙孕酮的炔雌醇环丙孕酮片，抗雄激素作用最强，但有糖皮质激素作用，易引起肥胖、水钠潴留等不良反应。屈螺酮炔雌醇片、屈螺酮炔雌醇片（Ⅱ）中的屈螺酮，接近天然孕酮的药理特性，抗雄激素作用没有环丙孕酮强，但不良反应少，不引起肥胖，可改善水钠潴留的症状，对血压有利，对血糖影响小。屈螺酮炔雌醇片（Ⅱ）的雌激素含量最低，雌激素引起的不良反应也最小，是《2018 国际循证指南：多囊卵巢综合征的评估和管理》建议的 PCOS 一线治疗药物的优先选择。

避孕药的使用应根据不同的治疗目的而有所差异，不同药物之间也可能有区别。例如，如果用于止血，医师可能让患者一天口服 2~3 片甚至更多的剂量，止血 3 天后再逐渐减量至每天 1 片，维持一段时间后停药；如果用于调整月经周期，医师可能让患者在月经期的某一天开始使用，每天 1 片，直至服完一盒药的最后 1 片 [屈螺酮炔雌醇片（Ⅱ）一盒共 28 片，其他避孕药一般是 21 片]，然后按周期服用；如果用于避孕，则初次服用时需要在月经的第 1 天开始，一盒药服完后停药 1 周再开始服用下一盒，而屈螺酮炔雌醇片（Ⅱ）则无须停药，一盒药服完直接服用下一盒。具体的使用方法需要遵循医师的指导。需要指出的是，在服用避孕药期间，不可以漏服，如果漏服，一旦想起，就必须立即补服，同时仍应在常规时间服用下一片药物。口服避孕药的药盒上均标记有箭头和星期数，按照对应的星期数顺着箭头指示服用，可以帮助记忆是否有漏服的情况。

61 如果我需要使用避孕药来控制 PCOS，但我还想生育，该怎么办？

复方口服避孕药是一种通过控制雄激素水平治疗 PCOS 的手段。避孕药中含有 2 种激素，即雌激素、孕激素，绝大部分口服避孕药都是由炔雌醇（一种合成雌激素）和一种合成孕激素组成，可以抑制垂体的 LH 合成，降低循环中的 LH 水平，还可以增加循环中的 SHBG，从而降低游离的 T。经过抗雄激素治疗后，停用避孕药一般会恢复排卵，如果还没有排卵，可以采用药物促排卵，解决生育问题。

62 | 吃了避孕药后我的月经量变少了，该怎么办？

服用避孕药后月经量减少是一种正常现象，因为避孕药以孕激素活性为主，均不同程度地抑制子宫内膜增生，使子宫内膜腺体萎缩，子宫内膜变薄，从而出现月经量减少。但这种现象通常是暂时的，停药后可以缓解，而且这种反应性月经量变少甚至闭经，并不代表患者老了或卵巢衰退了（目前研究的结果不一致，但大多数研究显示，长期应用复方口服避孕药不影响绝经年龄，或可能推迟绝经，但年限多在 1 年左右），更不代表患者生育力下降了；相反，长期服用复方口服避孕药对患者的生育力有保护作用。

复方口服避孕药不影响生育力，停药后即可妊娠。目前临床上使用的是复方短效口服避孕药，停药后的第 1 个月经周期就可以恢复排卵和生育力。另外，复方口服避孕药对生育力有保护作用，主要体现在以下几个方面：①复方口服避孕药有可靠的避孕效果，正确使用后避孕的有效率可达 99% 以上，可减少意外妊娠，从而减少因人工流产导致的并发症对生育的影响。②复方口服避孕药可以帮助患者形成规律的月经周期，使女性免受月经失调、不规则阴道出血所致的病痛，并保护子宫内膜。③复方口服避孕药能减少盆腔炎的发生，其通过增加子宫颈黏液的黏稠度，阻止原本存在于阴道的致病微生物的上行性感染。研究数据显示，服用复方口服避孕药可使盆腔炎的发生率降低 50%~60%。④复方口服避孕药可保护输卵管功能，有效预防宫外孕的发生。

所以，使用复方口服避孕药后月经量减少是一种暂时现象，停药一段时间多可以恢复，且服用复方口服避孕药可以保护女性的生育力。

63 医师让我服用口服避孕药治疗 PCOS，不良反应会不会很大？

大量的基础研究和临床研究证实，复方口服避孕药在 PCOS 的治疗中起着不可替代的作用。但由于 PCOS 患者对激素类药物的恐惧心理，以及对避孕药的不了解和偏见，使得我国复方口服避孕药的使用率很低。医师给 PCOS 患者使用复方口服避孕药，并不是为了避孕，而是在多方面治疗 PCOS。不同的复方口服避孕药能不同程度地降低 PCOS 患者的雄激素水平。对于无生育要求的 PCOS 患者，可改善多毛、痤疮、皮肤脂溢及脱发等症状；周期服用复方口服避孕药可使月经不规律的 PCOS 患者形成规律的月经周期，解决月经失调的烦恼，并可预防子宫内膜癌的发生。对于有生育要求的 PCOS 患者，可通过复方口服避孕药降调节 LH，降低雄激素水平，明显改善卵泡质量，提高促排卵治疗的排卵率及妊娠率，降低流产率。

但任何药物都其相应的不良反应。有些 PCOS 患者担心，使用避孕药对生育有没有影响？要停药多久才能备孕？会不会生个畸形儿出来？从 1960 年第 1 种避孕药批准上市以来，发展到现在已经是第 3~4 代口服避孕药了，药物中雌激素的含量更低，而孕激素成分也更接近女性体内天然分泌的孕激素。大量研究证明，复方口服避孕药对生育的影响是可逆的，停药后的第 1 个月经周期就可以恢复排卵和生育力；而且长期使用复方口服避孕药，不但不会影响生育力，反而对生育力有保护作用（见问题 62）。复方口服避孕药停药后可正常妊娠。大量临床研究证实，即使是在妊娠期间误服了复方口服避孕药，一般也不增加胎儿先天畸形的风险。

使用复方口服避孕药可能会出现一些不良反应，与避孕药的种类及不同个体的耐受性有关，一般这些不良反应都可以耐受，有些不能耐受的女性可以通过改变避孕药的种类而减轻不良反应。这些不良反应包括：①类早孕反应，少数女性常在服药的第 1~2 个月经周期发生，如轻度的恶心、食欲缺乏、头晕、乏力、嗜睡、呕吐等，继续服药后即可自行缓解。②阴道流血，一般发生在服药初期，表现为点滴出血或月经样突破出血，常与女性体内激素水平波动有关，多数不需要处理，随服药时间延长会自行好转。另外，还有漏服、不定时服药等原因，患者可在医师的指导下处理。③月经量减少，因为避孕药可以抑制子宫内膜增生，导致月经量减少或停经，一般无须处理，停药后可以自行恢复正常，但对于停经的女性，一定要行验尿妊娠试验排除妊娠的可能。④乳房胀痛，一般无须处理，随着服药时间的延长，症状可自行消失。⑤体重增加，少数女性在服药后出现轻微的水钠潴留，表现为体重轻微增加，但一般不影响健康，也可以改用具有对抗醛固酮作用的避孕药，如屈螺酮炔雌醇片、屈螺酮炔雌醇片（Ⅱ），能有效降低雌激素引起的水钠潴留，防止体重增加和乳房胀痛。⑥皮肤褐斑，少数女性服药后出现皮肤褐斑，日晒后加重，停药后多能自行减弱。

综上所述，对于排除禁忌证的 PCOS 女性，长期使用复方口服避孕药总体上是安全的，无须间断服用；对生育力无不良影响，还有保护作用；停药后即可试孕，即使妊娠期间误服复方口服避孕药也一般不导致胎儿畸形。虽然复方口服避孕药有一定的不良反应，但大多数情况下患者能够耐受，也可以通过改变复方口服避孕药的种类来减轻不良反应。在服药前，PCOS 患者应由医师详细询问病史并进行体格检查，排除禁忌证后再决定使用避孕药的种类和时限；并且在长期服药期间，应定期到医院随访体检（包括测血压、妇科检查，以及乳房超声、血脂、肝肾功能等检查）。服用避孕药的女性最好不要吸烟，平时多饮水、适当运动、不要久坐、注意下肢保暖，极个别患者若出现下肢肿胀疼痛、胸闷、呼吸困难等不适时，应立即到医院就诊。

64 青春期女性可以使用口服避孕药吗？

青春期是指自月经初潮至生殖器官逐渐发育成熟的阶段，

WHO 规定 10~19 岁为青春期。青春期 PCOS 患者多以月经失调（闭经、月经推迟、不规则阴道出血）、多毛、痤疮就诊于妇科、皮肤科及内分泌科。因此，青春期 PCOS 患者的近期治疗目标为治疗多毛、痤疮，调整月经周期，控制体重；远期治疗目标为不影响生育，预防子宫内膜癌、糖尿病、高血压、高血脂、心血管疾病等。

2013 年，美国内分泌协会推荐，对于可疑 PCOS 的青少年患者，如果治疗目的是无排卵相关的月经异常、不规则阴道出血、临床或生化高雄激素血症（如患者有多毛、痤疮或抽血检查异常），建议将激素类避孕药作为一线治疗选择。有些家长会觉得给小女孩吃避孕药，医师是不是搞错了？其实，医师并没有搞错，因为避孕药对治疗 PCOS 起着重要作用。使用复方口服避孕药，可以调整青春期 PCOS 患者的月经周期，防止长时间闭经、不规则阴道出血等；保护子宫内膜，预防子宫内膜癌的发生。同时，复方口服避孕药具有抗雄激素作用，可以治疗青春期 PCOS 患者的多毛、痤疮，特别是炔雌醇环丙孕酮片、屈螺酮炔雌醇片及屈螺酮炔雌醇片（Ⅱ），炔雌醇环丙孕酮片是目前抗雄激素活性最强的复方短效口服避孕药，但治疗多毛、痤疮需要较长时间用药，治疗痤疮需要 3~6 个月，治疗多毛则需要至少 6 个月。

WHO 关于避孕药适用范围的使用分为 4 级，对于排除危险因素的青春期女性，避孕药的使用为 1 级，即没有任何限制，可以随时服用口服避孕药（图 3-1）。2018 年，中国医师协会内分泌代谢科医师分会拟定的《多囊卵巢综合征诊治内分泌专家共识》中，对于月经尚未来潮的 PCOS 患者，只要已进入青春发育晚期（如乳房发育≥Tanner Ⅳ级），有需求者亦可选用复方短效口服避孕药治疗。总之，对于青春期 PCOS 患者，可以使用复方口服避孕药，建议短期使用，月经周期的调整应个体化，治疗多毛应>6 个月，治疗痤疮建议使用 3~12 个月，用药期间需每 6~12 个月回医院复诊，必要时检测血压、血糖、血脂、肝肾功能等。对于单纯月经失调且不合并高雄激素临床表现的青春期 PCOS 患者，也可以单纯使用孕激素撤退调节月经周期。

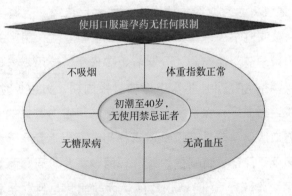

图 3-1　避孕药使用 1 级

注：排除"危险"因素，使用复方口服避孕药没有限制

　　复方口服避孕药的使用禁忌证如下：①年龄≥35 岁且每天吸烟≥15 支；②高血压≥160/100 mmHg；③存在动静脉血栓、栓塞的既往史或家族史，或存在高危因素，有脑血管意外病史；④怀疑或确诊乳腺癌；⑤糖尿病超过 20 年，或合并糖尿病肾病、

视网膜病变、神经病变；⑥有明显的肝功能损害；⑦伴有局灶性神经症状的偏头痛；⑧已知或可疑妊娠；⑨正在授乳（产后＜6周）。

65 服用了口服避孕药会变胖吗？

前文所述，复方口服避孕药在 PCOS 患者的治疗中起着至关重要的作用，但少数女性在服用避孕药后出现了体重的轻微增加。有文献报道，在长期服用复方口服避孕药的女性中，有 14%~50%服药后体重增加，一般在服药的最初几个月体重增加得比较明显，但也有少部分服药者出现体重降低，大部分则无明显变化。也有报道称，服用复方口服避孕药者只有不到 20%的人体重增加超过 2 kg。服药后的体重增加是暂时性的，是由于复方口服避孕药中的雌激素增加了体液的重吸收所致，经过几十年的努力，现在使用的复方口服避孕药均为低雌激素剂型，对体重的影响较小，即使部分体重增加明显的患者，也可以停药观察，或改用第 4 代复方口服避孕药屈螺酮炔雌醇片、屈螺酮炔雌醇片（Ⅱ），其孕激素成分为屈螺酮，活性更接近天然孕酮，同时具备抗盐皮质激素活性，可以对抗雌激素引起的水钠潴留，是目前已知的对体重影响最小的避孕药。

66 为什么我一停药，月经还是不正常？

大家一定要知道，PCOS 的病因尚不明确，是终身疾病，目前是不可治愈的，不要期望用几次药就能治愈。同时，PCOS 又是慢性病，呈进行性发展，以后患心血管疾病、糖尿病、子宫内膜癌等疾病的风险明显高于正常女性，需要进行长期管理。

PCOS 患者在使用避孕药数月后，只是暂时降低了 LH 水平和雄激素水平，暂时改善了内分泌紊乱，但停药后可能立即或隔一段时间机体的内分泌水平就会再次恢复到以前的紊乱状态，于是又出现月经失调。但 PCOS 患者不能就因此失去信心，放任不管，一定要进行长期管理，包括生活方式的管理（合理饮食、运动、戒烟、戒酒、体重管理等）、月经周期的管理（定期使用复方口服避孕药、孕激素，必要时行雌孕激素周期序贯疗法）、高雄激素的管理（复方口服避孕药或抗雄激素药物等）、代谢的管理（降糖、降脂、降压等）及定期随访。要知道，如果 PCOS 患者的长期管理控制好，是和正常人无异的。

多囊卵巢综合征 100 问

67

我刚刚诊断出 PCOS，但想尽快妊娠，不想吃口服避孕药调经，能直接行促排卵治疗吗？

PCOS 的临床特点为月经稀发或无排卵、高雄激素血症、胰岛素抵抗等，高雄激素血症和胰岛素抵抗与 PCOS 的排卵障碍密切相关，它们通过复杂的机制影响卵泡的发育和质量，并影响胚胎着床，从而导致不孕症或流产、早产，并可导致妊娠期并发症，如妊娠期糖尿病、妊娠期高血压疾病、胎儿宫内发育迟缓等，同时胎儿成年后出现肥胖、胰岛素抵抗及糖尿病的风险增加，危及母亲及子代健康。使用复方口服避孕药后可以改善 PCOS 患者的内分泌失调，降低雄激素水平，降低 LH/FSH 的比值。因此，在促排卵治疗前使用复方口服避孕药，对于提高 PCOS 患者对促排卵药物的反应、提高卵子质量、改善妊娠结局、减少流产率尤为重要。所以在临床上，如果 PCOS 患者存在高雄激素的检查结果或临床表现，或性激素结果显示 LH/FSH 比值升高，医师多建议其先使用 3~6 个月复方口服避孕药，再行促排卵治疗，以提高排卵率及妊娠率。因此，对于想妊娠的 PCOS 患者，使用复方口服避孕药不单单是为了调经，也是为了更好地帮助妊娠，提高子代健康。

68 我对激素类药物有严重不良反应，可以用其他药物治疗吗？

若 PCOS 患者对激素类药物有严重不良反应，可以用其他药物治疗 PCOS。螺内酯是醛固酮受体的竞争性抑制药，具有抗雄激素作用，其机制是抑制卵巢和肾上腺合成雄激素，增强雄激素分解，并有在毛囊竞争雄激素受体的作用。氟化酰胺是一种类固醇复合物，通过受体结合抑制雄激素效应，其抗雄激素作用较强，但长期服用有肝功能损害的可能，另外是否造成胎儿畸形尚无定论，故服药期间应严格避孕。

改善胰岛素抵抗可选用胰岛素增敏药二甲双胍，其通过降低胰岛素水平来纠正 PCOS 患者的高雄激素状态，改善卵巢排卵功能，提高促排卵治疗的效果。肌醇（包括手性肌醇和肌性肌醇）作为胰岛素的第二信使和一种新型的胰岛素受体增敏药，已在临床证实能有效促进和改善胰岛素功能，同时可改善卵巢排卵功能，提高促排卵治疗的效果。《2018 国际循证指南：多囊卵巢综合征的评估和管理》鼓励 PCOS 患者服用肌醇和其他辅助治疗。此外，2018 年中国医师协会内分泌代谢科医师分会拟定的《多囊卵巢综合征诊治内分泌专家共识》中指出，对于合并超重或肥胖的 PCOS 患者，经过对生活方式的干预治疗，若体重下降幅度小于基础体重的 5%，建议在二甲双胍的基础上联用或改用脂肪酶抑制药奥利司他。该药物通过竞争抑制胰腺、胃肠道中脂肪酶的作用，进而抑制肠道食物中脂肪的分解吸收，减轻体重。小样本的研究提示，奥利司他还能降低雄激素水平。

另外，PCOS 患者可行中医治疗（如中药、针灸），临床报道疗效较好。

69 治疗 PCOS 的二甲双胍是什么药？有哪些不良反应？

二甲双胍为双胍类胰岛素增敏药，使用较安全，不良反应少。其主要不良反应如下：①偶见恶心、呕吐、腹泻、腹痛、腹胀、消化不良、乏力等。②偶有疲倦、体重减轻、头痛、头晕、味觉异常、皮疹、寒战、流感样症状、心悸、皮肤潮红等现象。③罕见乳酸性酸中毒，表现为呕吐、腹痛、过度换气、意识障碍。临床上腹泻症状较为明显，一般可小剂量起始使用，逐渐加量至治疗剂量，待药物适应后腹泻症状可消失，治疗期间需定期复查肝肾功能。

70 二甲双胍的作用机制是什么？该怎么服用？

二甲双胍通过抑制肝合成葡萄糖，增加外周组织对胰岛素的敏感性。其通过降低胰岛素水平来纠正患者的高雄激素状态，改善卵巢排卵功能，提高促排卵治疗的效果。用法：每次 250~500 mg，每天 2~3 次，餐前服用，如果胃肠道反应严重，可以改成餐中或餐后即服；建议从小剂量开始，逐渐加量。

71 | 我如何知道二甲双胍在起作用？

二甲双胍起作用后体重可能减轻。检测指标如胰岛素、SHGB、T、AND、DHEAS、低密度脂蛋白胆固醇（low density lipoprotein cholesterin，LDL-C）、高密度脂蛋白胆固醇（high density lipoprotein cholesterol，HDL-C）、甘油三酯及总腹部脂肪量得到改善。排卵障碍、高雄激素症状、胰岛素抵抗得到改善。

72 | 医师建议我行腹腔镜卵巢打孔术治疗 PCOS，我该做这个手术吗？这个手术是怎么做的？

腹腔镜卵巢打孔术是 PCOS 的二线治疗方案，目前不常规推荐，主要适用于以下情况：①对氯米芬抵抗且来曲唑无效的无排卵 PCOS 患者；②高黄体生成激素血症患者；③因其他疾病需要做腹腔镜检查的患者；④随诊条件差，无法接受促性腺激素治疗后常规监测的患者。该手术主要包括单极电凝和激光打孔，打孔数一般在 4~10 个，超过该范围可能导致卵巢早衰。近 50% 的患者在手术后仍需后续行促排卵治疗。

73 | 腹腔镜卵巢打孔术的效果如何？可以替代药物治疗吗？

手术治疗可以减少卵巢中部分颗粒细胞，导致卵巢间质产生的雄激素减少，从而使循环中的雄激素水平降低。由于雄激素水平降低，术后大部分 PCOS 患者可恢复自发排卵和规律月经，有部分患者可能自然妊娠，但大部分妊娠发生在术后 6 个月内，可获得 90% 的排卵率和 70% 的妊娠率。对于有氯米芬抵抗且来曲唑无效的无排卵 PCOS 患者，腹腔镜卵巢打孔术是除了促性腺激素治疗外的另一种选择，其优势在于可获得单卵泡排卵，无 OHSS 和多胎妊娠的风险，但也存在腹腔镜手术的常规风险、治疗无效、粘连、损伤正常卵巢组织导致卵巢功能低下等不利因素，不能替代药物治疗。

74 | 我不想生育了，切除子宫可以治疗 PCOS 吗？

PCOS 是一种内分泌紊乱和代谢异常的疾病，单纯地切除子宫不会改变患者的内分泌和代谢状态，依然存在排卵障碍、高雄激素血症或高雄激素的临床表现、胰岛素抵抗甚至远期并发症（糖尿病、心血管疾病等）。切除子宫仅可以避免由于长期月经稀发导致的子宫内膜癌的发生。

75 卵巢的囊样改变可以祛除吗？

促排卵治疗、使用复方短效口服避孕药或腹腔镜卵巢打孔术可能可以暂时消除卵巢的囊样改变，但不能永久祛除。卵巢的囊样改变仅仅是一种表象，它是指卵巢内有较多小卵泡，并不是囊肿或肿瘤，无须也没有必要祛除。

76 绝经后卵巢不再"工作"了，我的PCOS是不是就会消失了？

PCOS 患者进入围绝经期后，卵巢体积缩小和卵泡数目减少的速度较正常女性缓慢。有报道称，雄激素水平下降可以缩短 PCOS 患者的月经间隔，使稀发月经得以改善，多数患者的临床症状缓解。因此，PCOS 患者的月经周期会随年龄增长变得规律，内分泌紊乱状态随年龄增长而得到改善。但绝经后 PCOS 患者的

多囊卵巢综合征 100 问

表型定义不明确，PCOS 的诊断标准可能不适用。绝经后 PCOS 患者的一般状况和合适的诊断方法也尚未明确，绝经过渡期至绝经期的肥胖、糖尿病及心血管疾病的发生率升高与否值得怀疑。大多数研究倾向于 PCOS 患者的骨密度正常或增加，而绝经后多毛症或秃顶的情况未知。另有回顾性研究表明，PCOS 患者的死亡率与普通人群相近，并且死亡年龄大致相同。此外，部分数据表明，PCOS 患者有较高的卒中和心血管疾病发病率。由此可知，绝经后卵巢无卵泡，PCOS 的部分临床症状如高雄激素的临床表现会消失，但胰岛素抵抗、代谢综合征仍会存在，仍需要密切监测和治疗。

77 PCOS 能治愈吗？

PCOS 是育龄期女性最常见的内分泌紊乱性疾病，其基本病理生理特征为高雄激素血症和胰岛素抵抗，临床常表现为无排卵性月经、不孕症、肥胖及卵巢多囊样表现等。PCOS 是一种不可治愈的疾病，如果不加以有效控制，远期易并发 2 型糖尿病、心血管疾病甚至是代谢综合征、子宫内膜癌等疾病，严重影响患者的生活质量，故需要长期管理和治疗，预防或延缓远期并发症的发生。

78 我有 PCOS，需要长期行药物治疗吗？

目前，对于 PCOS 患者是否需要终身用药仍有疑问，但是 PCOS 的病理生理改变的持续存在是肯定的。因此，PCOS 患者定期复查及酌情调整治疗方案是必要的。已有研究报道，停药中止治疗者的高胰岛素血症和高雄激素血症这 2 个关键的 PCOS 病理生理环节再现或甚至加重；但应用环丙孕酮治疗后多毛症减退，且停药 24 个月后仍有 44% 的患者维持疗效。专家们认为，长期的、慎重的、严密监测下的治疗及随访仍是必要的。

二、多囊卵巢综合征的中医治疗

79 我可以服用中药治疗 PCOS 吗？

PCOS 属于中医"闭经""不孕症""崩漏""癥瘕"等范畴。利用中药治疗月经疾病具有明显的特色和优势，但需要根据 PCOS 患者的症状、体质及舌脉情况，进行辨证分析，制订出个体化的治疗方案，施以相应的方药。PCOS 是月经病中一个非常复杂的疾病，其生理、病理、代谢等各个方面还不能完全被现代医学认识清楚，病程长，治疗难度相对较大，中药亦不例外。中药治疗 PCOS 以促进卵泡规律有序的生长发育为核心，从而达到调经促孕的目的。通过中药补肾健脾、活血化瘀、燥湿化痰、软坚散结等可以提高 PCOS 的排卵率、妊娠率，降低 OHSS 的发生。临床上有一部分 PCOS 患者采用单一的中药治疗也能收到较好的效果，但对于那些病程长且经西药反复治疗的 PCOS 患者，其中药的治疗难度较大。

80 中医治疗 PCOS 的机制有哪些？

中医认为，PCOS 主要与肾、脾、肝密切相关。肾为先天之本，主藏精，为生长发育和生殖之本，为元阴、元阳之所；脾为后天之本，气血生化之源；两者共为月经的产生提供必要的物质基础和原动力。肝藏血，主疏泄，气血的调节依赖肝正常的疏泄。被诊断为 PCOS 的女性，"思想包袱"沉重，犹如生活失去了阳光，会产生焦虑、压抑、恐惧、紧张等不良情绪，导致气机郁结、肝失疏泄。临床常见的证型有脾肾两虚、肝气郁结、肾虚血瘀、痰瘀互结，随着病程延长，可出现由虚致瘀、虚实夹杂的病理变化。有专家认为，肾虚为根本病机，肾精不足，冲任气血乏源，无以下注胞宫，表现为经水后期或闭经。目前公认健脾补肾、疏肝解郁、燥湿化痰、补肾活血、化瘀利水、活血化瘀为治疗 PCOS 的基本方法，而滋肾养精是促进卵泡发育及排卵的有效方法，同时配合祛痰、利水或化瘀等提高促排卵治疗的效果。

对于有胰岛素抵抗的 PCOS 患者，亦需要从肝、脾、肾入手，调节三脏的功能，使水谷精微更好地转化为身体可利用的精、气、血。

中药的作用靶点较广且复杂，可调节内分泌，改善糖代谢和脂代谢。现代研究表明，补肾阴的药物如生地黄、熟地黄、黄精、麦冬等配合使用能明显降低血液中的雄激素水平、胰岛素水平，增加排卵率，推测该类药物能够调节性腺轴或可能具有植物雌激素作用。活血化瘀中药具有改善血液循环、调整脂代谢、改善胰岛素抵抗、抗感染等作用，可能有利于卵巢基质降解，从而对抗卵巢包膜纤维化增生。丹参的药理研究表明，其具有抗雄激素作用及温和雌激素作用。

81 针灸治疗 PCOS 有效吗？

大量临床资料表明，针灸在调理月经方面具有一定疗效，包括针刺、艾灸、穴位埋线、耳针等治疗，同样需要辨证取穴施针。PCOS 的针灸治疗是一个长期过程，而且需要有经验的医师进行操作。治疗以补肾、健脾、疏肝、调理冲任为原则，选穴多以任脉、督脉及肾、脾（胃）、肝（胆）等经穴为主穴，以针刺或艾灸或针灸结合中药等方法治疗，达到填补肾精、调理冲任气血、滋养胞宫的作用，从而调整机体阴阳气血平衡，使肾-天癸-冲任轴正常运行，恢复机体正常的排卵功能。对于肥胖的 PCOS 患者，针灸配合穴位埋线减轻体重，效果十分明显，随着体重的下降，体内代谢状态得到改善，有望恢复正常排卵。Chi EDL 等的研究报道，针灸可以改善月经周期和激素内分泌水平，影响排卵和黄体功能。针灸一方面调节下丘脑-垂体-卵巢轴功能，另一方面增强胰岛素的敏感性，提高胰岛素传导信号关键蛋白分子的表达，调节异常的糖代谢和脂代谢，纠正胰岛素抵抗，从而多途径、多靶点调整内分泌功能，恢复卵巢正常排卵。

82 改变饮食习惯对治疗 PCOS 有帮助吗？

近年来，人们的饮食习惯发生了巨大变化，由食物不足发展到摄入过量的蛋白质、脂肪、糖，加上活动减少、消耗减少、营养过剩，导致体内代谢紊乱，肥胖、糖尿病、高血压为代表的代谢性疾病迅速增加，基于代谢异常的 PCOS 也不可避免地呈现加速增长的趋势。另外，人们摄入食物的种类由天然物质转变为过度加工的食物，其营养成分可能受到破坏。

对于 PCOS 患者，改变不良的饮食习惯尤为重要，饮食宜平淡、有节。建议采用均衡的饮食结构，勿过量，同样亦不能过度节食。需要特别注意的是，现代女性体质多虚、多寒，尽量少吃寒凉之品，如冰冻类食品，因寒凉之品易伤阳气，导致或加重脾虚。《黄帝内经》早就提出"五谷为养，五果为助"，旨在告诉人们应以主食为主。俗话说："一日三餐，一生平安。"不要整天想着吃什么好，吃的勿多、勿乱、勿杂，少吃反季节食物，否则容易导致肠道气血阴阳失调，负担过重。建议 PCOS 患者进食低盐、低脂、少糖饮食，并适当选择含可溶性植物纤维较多的食物（粗粮）作为主食，如荞麦、燕麦、小米、玉米等，多吃叶菜。

83 | 怎样监测 PCOS 的治疗进展？

PCOS 的治疗进展要从临床表现，即月经的恢复、内分泌功能、胰岛素水平、血糖及排卵情况等多方面来分析。通过中药、针灸、西药或中西结合等方式进行治疗，理想的状态是恢复正常的排卵功能及内分泌、代谢环境，然而并不容易。

84 | 从中医角度，如何改善 PCOS 患者的生活方式？

PCOS 作为一个慢性病，必须调整患者的生活方式，通过观念的改变，调整行为习惯，"三分治疗七分养"，注意这里的"养"，并不是待着什么都不做，而是要顺应天地自然养生之道。起居须有常。《黄帝内经·四气调神大论》提出了四季养生法，通过顺应四气的变化从而调摄自己的心神。书中讲述了春生、夏长、秋收、冬藏的道理，一天中晨应春，上午应夏，下午应秋，夜晚应冬，春夏及午时前阳气生发、生长、条达，一定要早起，运动，活动开来，借自然之势长养，开达自身的气机。秋夏及午后至夜晚，这时气机开始下降，收敛，闭藏。23点是子时，是闭藏的时候，要合阴，这时进入睡眠状态对于长养肾气至关重要，使人体的阴阳二气符合自然的运行。亥、子、丑三时养肾气，寅、卯二时养肝气，肝肾为人身之根，熬夜伤的是元气。可是很多人往往与之背道而驰，如早上不起、晚上熬夜、不锻炼，一方面使生气得不到长养，另一方面消耗更多的精血。身体好比一个银行，气血就是我们的存款，不能一味地支出，却不往里预存，半夜是人体精、气、血生成之时，这时不睡，不但不能生成气血，反而消耗更多的气血。我们从小就被教育"早睡早起身体好"，现代人尤其年轻人，熬夜频繁，不知道熬夜给人的伤害是巨大的！

PCOS 患者，尤其是肥胖患者，锻炼减轻体重是关键性的一环。常听到患者说："医师，我每天都有运动啊，你看我经常晚上跑步、打球，也不见效果。"这种时候的运动不如不动，为什么呢？因为天地、人身的阳气在早上和上午向外、向上升发、条达，下午开始往下降，到了晚上阳气内收入里，这时候气血需要归位，不能扰动筋骨，锻炼要以早上、白天为主，并且要持之以恒。

如今生活条件好了，但人们以车代步、贪凉饮冷、冬天暖气、夏天冷气，无时无刻不在暗暗地消耗身体的阳气。

另外，值得注意的是，PCOS 患者一经诊断，压力很大，首先必须要改变观念，树立信心，对于任何一种慢性病，不是两三天就能治愈的事，需要做好长期治疗的准备，不能整天郁郁寡欢、心情抑郁，否则就会导致气机郁滞、气血不畅，出现闭经和不孕症。

现代社会由于过度的竞争和过高的压力，人心不安定，使人们像步上了一个高速运转的轨道，想停也停不下来。长此以往，身体过度使用就会导致疾病慢慢地扎根体内。

因此，平时要少思少欲、动静结合，使自己的行为习惯合乎天地自然之道。

85 PCOS 是否需要尽早治疗？

一经诊断为 PCOS，建议尽早治疗，防止病情进一步发展，早期目标为调整月经周期，改善痤疮、多毛等症状；中期目标为完成生育；晚期目标为预防糖尿病、高血压、子宫内膜癌等远期并发症。

86 | 是否可以用中成药治疗 PCOS？

PCOS 的病因十分复杂，其证型往往虚实夹杂，且涉及的并非单一脏腑，中成药药效较小，可以配合用药，但不能作为主药。

第 4 章

多囊卵巢综合征潜在的远期健康问题

87 | PCOS 的远期健康影响有哪些？

　　PCOS 患者大多数因月经失调、不孕症、高雄激素症状（痤疮、多毛）、肥胖到妇科就诊，其往往在月经情况得到改善和解决了生育问题后终止就诊或随访。然而，PCOS 是育龄期女性常见的内分泌代谢性疾病，既包括了内分泌问题，也涵盖了代谢问题，对患者远期健康也有很大影响。

　　（1）对子宫内膜的影响：正常情况下，子宫内膜受卵巢激素变化的调节，具有周期性增生、分泌及脱落性变化；而 PCOS 患者稀发排卵或无排卵，子宫内膜长期受到雌激素刺激，呈现不同程度的增生性改变（如单纯性增生、复杂性增生，甚至呈不典型增生），长期持续无排卵将会增加子宫内膜癌的发生风险。

　　（2）代谢综合征：PCOS 女性可伴有肥胖、胰岛素抵抗、血脂异常等代谢问题，这些是 2 型糖尿病、心血管病及脑血管疾病的高危因素，严重影响患者的生活质量。患者应定期检测血压、血糖、血脂和肝肾功能等，以便早期发现代谢异常情况。PCOS的发病原因目前尚未阐明，故难以根治，它是一种慢性病，需要长期随访，预防出现远期并发症，降低其对远期健康的影响。

88 我患有 PCOS，是不是很容易患糖尿病？

PCOS 的一个显著特征是胰岛素抵抗，故其与糖耐量异常、妊娠期糖尿病和 2 型糖尿病有密切联系。PCOS 患者中，伴有稀发排卵或无排卵和高雄激素血症者出现糖耐量异常或 2 型糖尿病的风险最高，而肥胖会把这些风险进一步放大。目前，普遍采用口服 OGTT 来筛查糖耐量异常和 2 型糖尿病。研究表明，近 30% 的 PCOS 患者存在空腹血糖受损或糖耐量减低 [空腹血糖受损是指空腹血糖高于正常且又低于糖尿病诊断标准（处于 6.1～7.0 mmol/L 或 110～126 mg/dl）；糖耐量减低是指服糖后 2 小时血糖，超过正常的 7.8 mmol/L（140 mg/dl），但仍未达到 11.1 mmol/L（200 mg/dl）的糖尿病诊断标准]。无论是否肥胖，PCOS 患者中有 50%～70% 存在胰岛素抵抗，而胰岛素抵抗是 PCOS 的中心环节。空腹血糖受损、糖耐量减低、胰岛素抵抗均是糖尿病的前期表现，故 PCOS 患者较正常人更容易患糖尿病。

89 | PCOS 患糖尿病的风险是多少？

　　根据 WHO 的诊断标准进行统计，肥胖的 PCOS 患者出现糖耐量减低达 40%；在 20~44 岁的肥胖 PCOS 患者中，糖耐量减低或 2 型糖尿病的患病率达 20%~40%，远高于年龄匹配、同种族、体重正常女性的患病率（约 10%）。PCOS 患者容易出现高胰岛素血症、胰岛素抵抗或肥胖，从而导致糖耐量减低和 2 型糖尿病的风险增加，建议利用 OGTT 进行筛查；如果患者无法或不愿意进行 OGTT 检查，可以采用糖化血红蛋白测定作为替代方法。

90 | 什么是代谢综合征？PCOS 患者患代谢综合征的风险是多少？

　　代谢综合征是指人体的蛋白质、脂肪、碳水化合物等物质发生代谢紊乱的病理状态，是一组复杂的代谢紊乱症状，是导致糖尿病、心血管疾病及脑血管疾病的危险因素。临床表现如下：①腹型肥胖或超重；②脂代谢异常；③高血压；④糖尿病、胰岛素抵抗和（或）糖耐量异常等。诊断标准如下：①超重和（或）

肥胖，BMI≥25 kg/m²。②高血糖，空腹血糖≥6.1 mmol/L（110 mg/dl），和（或）餐后2小时血糖≥7.8 mmol/L（140 mg/dl），和（或）已确诊糖尿病并治疗者。③高血压，收缩压/舒张压≥140/90 mmHg，和（或）已确诊高血压并治疗者。④血脂紊乱，空腹血甘油三酯≥1.7 mmol/L（150 mg/dl），和（或）空腹血 HDL-C<0.9 mmol/L（35 mg/dl）（男）、<1.0 mmol/L（39 mg/dl）（女）。具备诊断标准4项中的3项或全部者可确诊为代谢综合征。代谢综合征患者患心血管疾病及脑血管疾病的风险增高3倍，心血管疾病及脑血管疾病的死亡风险增高2倍，总死亡风险增高1.5倍，未并发糖尿病者发生糖尿病的风险增高5倍。代谢综合征是引发心血管事件及脑血管事件的高危因素，是导致人类致死、致残的主要原因之一。

美国人口研究数据显示，PCOS 患者的代谢综合征患病率为34.4%~47.9%。根据相关研究数据，我国 PCOS 患者的代谢综合征患病率为18.2%~43.89%。由此可见，PCOS 患者出现代谢综合征的概率较高，故需要对 PCOS 患者进行长期随访，预防代谢综合征的发生，从而降低其影响。

91 | PCOS 患者患心血管疾病的风险是多少？

心血管疾病主要是受遗传因素和生活方式影响的疾病，包括冠心病、心肌梗死、动脉粥样硬化、心肌炎、卒中等，其危险因素包括高血压、糖尿病、向心性肥胖、心理因素、吸烟及脂代谢紊乱等。PCOS 患者出现心血管疾病的风险是正常人的 2 倍，并且可能在青春期发病，从而引起远期并发症。对于 PCOS 的青春期患者和成年患者，如果有以下因素，建议进行常规的心血管疾病筛查，具体包括早发型心血管疾病家族史、吸烟、糖耐量减低、2 型糖尿病、高血压、血脂异常、睡眠呼吸暂停综合征及肥胖（特别是腹型肥胖）。PCOS 往往伴随出现高胰岛素血症、胰岛素抵抗或肥胖，PCOS 患者长期的代谢紊乱增加心血管疾病的发生风险。流行病学调查证实，PCOS 患者发生高脂血症、高血压、缺血性心脏病的风险增加 4~5 倍。其中，高血压多发生在 PCOS 的晚期，有 PCOS 病史的绝经后女性的高血压发病率是正常人的 3 倍。

92 | 如何评估心血管疾病的发生风险？

任何年龄的 PCOS 患者都具有高心血管疾病发生风险。因此，推荐适用于任何年龄段的心血管疾病风险评估包括心理压力、血压、血糖、血脂（胆固醇、甘油三酯、HDL、LDL）、BMI、腰围、腰臀比、身体活动、营养、吸烟等。风险评估应当随着年龄增长和相关环境因素的影响定期进行。

93 | PCOS 患者患子宫内膜癌的风险是多少？

据报道，40 岁以下的子宫内膜癌患者中 19%～25% 患有 PCOS。PCOS 患者以后发生子宫内膜癌的可能性是正常人的 2.7~4.0 倍，但其所患的子宫内膜癌大多是预后良好的高分化癌。对于青春期、育龄期无生育要求、因排卵障碍引起月经不调的 PCOS 患者，需要进行月经周期调整，预防子宫内膜增生，主要方法包括周期性孕激素治疗、复方短效口服避孕药治疗等。对于有规律排卵的稀发月经患者，如果月经周期短于 2 个月，可观察随诊。此外，可以通过年龄、闭经时间长短、子宫异常出血、子宫内膜增厚的影像学表现及子宫内膜活检等监控子宫内膜癌的癌前病变或子宫内膜癌的风险。

94 | PCOS 会增加乳腺癌的发生风险吗？

PCOS 与乳腺癌的关系尚未确定。有报道称，高胰岛素、胰岛素抵抗会增加乳腺癌的发生风险。也有研究发现，PCOS 患者乳腺癌的发病率降低，但良性乳腺增生似有增加。

95 | PCOS 会增加卵巢癌的发生风险吗？

到目前为止，普遍认为 PCOS 发展为卵巢癌的可能性小，有限的病例数据并不能得出 PCOS 患者患卵巢癌的风险升高的结论。然而，有生育要求的 PCOS 患者往往需要进行促排卵治疗。目前的研究表明，促排卵治疗不增加卵巢癌的发生风险；但与正常人相比，可能增加卵巢交界性肿瘤的发生风险。

96 | PCOS 会导致睡眠呼吸暂综合征吗？
如何改善睡眠问题？

睡眠呼吸暂停综合征是一种睡眠呼吸疾病，是指夜间睡眠 7 小时内，口或鼻腔气流持续停止 10 秒以上，并超过 30 次，临床表现有夜间睡眠打鼾伴呼吸暂停及白天嗜睡。由于呼吸暂停引起反复发作的夜间低氧和高碳酸血症，可导致高血压、冠心病、糖尿病和脑血管疾病等并发症，甚至出现夜间猝死，故睡眠呼吸暂停综合征是一种有潜在致死性的睡眠呼吸疾病。超重或肥胖的 PCOS 患者（包括青春期患者和成年患者）发生睡眠呼吸暂停综合征的风险增高，建议问诊是否存在睡眠呼吸暂停综合征的相关症状。根据患者睡眠时打鼾伴呼吸暂停、白天嗜睡、身体肥胖、颈围粗及其他临床症状可做出临床初步诊断。多导睡眠图监测是确诊睡眠呼吸暂停综合征的金标准，能确定该病类型和病情轻重。对于确诊为睡眠呼吸暂停综合征的患者，建议常规进行耳、鼻、喉及口腔检查，了解有无局部解剖和发育异常、增生或肿瘤等；进行颅脑及颈部 X 线片、CT 或 MRI 测定口咽横截面积，做定位判断；对部分患者还可以进行内分泌系统的测定。患者一旦确诊为睡眠呼吸暂停综合征应到相关科室接受治疗。

睡眠呼吸暂停综合征患者改善睡眠质量最好采用右侧卧方式睡眠，戒烟、戒酒，肥胖者需减轻体重（5% ~ 10% 或 10% 以上）。睡前禁止服用镇静、安眠的药物，以免加重对呼吸中枢调节的抑制。

97 | 肥胖对 PCOS 的远期并发症有哪些影响？

合并肥胖的 PCOS 患者可能存在更严重的代谢问题，远期并发症的发生风险也随之增加。常见的并发症包括：①肥胖并发高血压；②肥胖并发冠心病和各种心血管疾病、脑血管疾病；③肥胖并发糖尿病和高脂血症；④肥胖并发肺功能不全；⑤肥胖并发脂肪肝；⑥肥胖并发生殖和性功能不全等。肥胖者在罹患急性感染、遭受严重创伤及施行外科手术和麻醉时，机体的应激能力明显低于正常人。一旦发生这些情况，肥胖者的病情发展和预后都比正常人差。肥胖女性比正常体重女性更易罹患乳腺癌、子宫体癌，以及胆囊癌和胆道癌等。与非肥胖者比较，肥胖者子宫内膜癌的发生风险增加 2.6~3.0 倍。

导致肥胖的因素有很多，与生活方式、饮食习惯及运动等有密切关系，所以适当控制饮食、加强运动以保持正常体重，对恢复生育力、减少远期并发症的发生十分重要。

98 目前在 PCOS 的治疗方面有没有什么突破？

目前，PCOS 的病因尚不明确。随着对病因和病理生理认识的不断深入，治疗方法不断改进，人们发现最首要的治疗方法是良好的自我调节，通过适当的饮食、运动来控制体重。临床治疗方面，卵巢楔形切除术已很少使用，腹腔镜卵巢打孔术也不常规推荐，目前常用的治疗方法有复方口服避孕药、药物促排卵治疗、改善胰岛素抵抗等，对于难治性排卵障碍者可行 IVF-ET 助孕。但 PCOS 至今尚无根治方法。

PCOS 的两大核心病理机制是高雄激素血症和胰岛素抵抗。所以一直以来，PCOS 的临床干预也针对降低雄激素水平和增加胰岛素敏感性进行了大量的基础研究和临床研究。近年来，随着炎症和肠道在代谢中的作用逐渐被医师认识接受，两者与 PCOS

的研究也日益兴起。近年来的研究发现，PCOS 患者体内 C 反应蛋白、肿瘤坏死因子-α、白介素-6、白介素-18 等炎性因子水平升高，与胰岛素抵抗和高雄激素血症密切相关，也与 PCOS 远期并发症的发生和发展密切相关。PCOS 患者体内炎症因子水平升高，并且升高水平与体重、胰岛素抵抗呈正相关，提示 PCOS 患者体内慢性低度炎症与肥胖及胰岛素抵抗密切相关。在非肥胖的 PCOS 患者体内，脂肪组织呈巨噬细胞增多，促进炎症因子如肿瘤坏死因子-α 和白介素-6 合成增多，进一步导致胰岛素抵抗的发生，提示了炎症状态可能是非肥胖的 PCOS 患者存在胰岛素抵抗的重要原因。这些炎症反应除了参与 PCOS 的发生、发展，还可以引起 2 型糖尿病、动脉粥样硬化、心血管疾病等远期并发症。因此认为，通过改善这些炎症反应可能对治疗 PCOS 有作用。另外，近年来，通过胃肠手术、改善肠道菌群及胃肠激素水平来治疗 PCOS 已成为新的研究热点。

99 目前 PCOS 的研究结果主要包括什么？

PCOS 的研究结果主要包括：①用孕激素制剂或复方口服避孕药调整月经周期，防止子宫内膜增生和癌变。②减重，减少原来基础体重的 5%～10%可减轻高胰岛素血症和高雄激素血症，改善月经、排卵，甚至妊娠。③胰岛素增敏药（二甲双胍、噻唑烷二酮类等）可以增加胰岛素敏感性，降低血胰岛素水平，从而减轻高雄激素状态，使月经及排卵得以恢复，还能纠正与胰岛素抵抗相关的代谢紊乱。④奥利司他是目前唯一经过美国食品药品监督管理局批准的减肥药，可以有效地减轻体重，适用于通过调整生活方式仍然不能成功减重的肥胖患者，除非PCOS患者极度肥胖并伴有多种并发症，一般不行手术减重。⑤《2018国际循证指南：多囊卵巢综合征的评估和管理》指出，PCOS患者的排卵率和月经周期似乎随着肌醇的改善而改善，且肌醇能够有效降低PCOS患者罹患糖尿病的风险，但是目前文献数据有限，很多关键性问题依然存在。该指南中提出，肌醇目前应该被视为多囊卵巢综合征的一种试验疗法，关于其临床疗效和作用机制需要进一步研究。

100 | 如何预防 PCOS 的远期并发症？

PCOS患者需要综合治疗以预防远期并发症。首先患者应了解PCOS的有关知识，调整生活方式、戒烟戒酒、限制热量摄入、合理饮食结构、参加体力活动、控制体重，并以此为基础进行治疗，这对于减少远期糖尿病和心血管疾病的发生风险非常重要。保持良好的生活习惯，调节并控制饮食，坚持适合个人的锻炼，持之以恒，防止超重或肥胖。有研究报道，使用二甲双胍可以使糖尿病的患病风险减少 40%。超重或肥胖的 PCOS 患者减轻基础体重的 5%~10% 可能恢复排卵、增加胰岛素敏感性并降低糖尿病的发生风险。长期无排卵的 PCOS 患者应坚持使用复方短效口服避孕药或周期性孕激素，定期检查以了解子宫内膜情况，预防子宫内膜增生或癌变。

总之，PCOS 患者需要接受长期监测和随访，坚持自我管理和治疗，从而达到预防远期并发症的目的。

参考文献

[1] Chi EDL, Luo XP, Zhan XL, et al. Chinese ladies with PCOS: what do they worry about? Int J Gynecol Obstet Res, 2014, 2 (1): 28-32.

[2] Di Sarra D, Tosi F, Bonin C, et al. Metabolic inflexibility is a feature of women with polycystic ovary syndrome and is associated with both insulin resistance and hyperandrogenism. J Clin Endocrinal Metab, 2013, 98: 2581-2588.

[3] Escobar-Morreale HF, Carmina E, Dewailly D, et al. Epidemiology, diagnosis and management of hirsutism: a consensus statement by the Androgen Excess and Polycystic Ovary Syndrome Society. Hum Reprod Update, 2013, 19 (2): 146-170.

[4] Haap M, Machicao F, Stefan N, et al. Genetic determinants of insulin action in polycystic ovary syndrome. Exp Clin Endoerinol Diabetes, 2005, 113 (5): 275-281.

[5] Højlund K. Metabolism and insulin signaling in

多囊卵巢综合征 100 问

common metabolic disorders and inherited insulin resistance. Dan Med J, 2014, 61 (7): 1-40.

[6] Polycystic Ovary Syndrome. Bethesda (MD): National Library of Medicine (US). [2019-07-02]. https://www.nlm.nih.gov/medlineplus/polycysticovarysyndrome.html.

[7] PCOS (Polycystic Ovary Syndrome): General Information. Boston: Center for Young Women's Health (US). [2019-07-02]. http://youngwomenshealth.org/2014/02/25/polycystic-ovary-syndrome/.

[8] Le Donne M, Alibrandi A, Giarrusso R, et al. Diet, metformin and inositol in overweight and obsess women with polycystic ovary syndrome: effects on body composition. Mineva Ginecol, 2012, 64 (1): 23-29.

[9] Li R, Qiao J, Yang D, et al. Epidemiology of hirsutism among women of reproductive age in the community: a simplified scoring system. Eur J Obstet Gynecol Reprod Biol, 2012, 163 (2): 165-169.

[10] Lo JC, Feigenbaum SL, Escobar GJ, et al. Increased prevalence of gestational diabetes mellitus among women with diagnosed polycystic ovary syndrome: a population-based study. Diabetes Care, 2006, 29 (8): 1915-1917.

[11] Moran LJ, Noakes M, Clifton PM, et al. Ghrelin and mpd [igureg of satiety m altered in polyeystic ovary

syndrome but not differentially affected by diet composition. J Clin Endocrinol Metab, 2004, 89 (7): 3337-3344.

[12] Ollila MM, Piltonen T, Puukka K, et al. Weight gain and dyslipidemia in early adulthood associate with polycystic ovary syndrome: prospective cohort study. J Clin Endocrinol Metab, 2016, 101 (2): 739-747.

[13] Robert B, Katie R. Gene linked to excess male hormones in female infertility disorder. [2019-07-02]. https://www. nih. gov/female-news-events/news-releases/gene-linked-excess-male-hormones-infertility-disorder.

[14] Shi X, Zhang L, Fu S, et al. Co-involvement of psychological and neurological abnormalities in infertility with polycystic ovarian syndrome. Arch Gynecol Obstet, 2011, 284 (3): 773-778.

[15] Wang YX, ZHU WJ. Evaluation of adiponectin, resistin, IL-6, TNF-α in obese and non-obese women with polycystic ovary syndrome. Reprod Contracep, 2012, 23 (4): 237-244.

[16] Wild RA, Carmina E, Diamanti-Kandarakis E, et al. Assessment of cardiovascular risk and prevention of cardiovascular disease in women with the polycystic ovary syndrome: aconsensus statement by the Androgen Excess and Polycystic Ovary Syndrome (AE-PCOS) Society. J Clin

Endocrinol Metab, 2010, 95 (5): 2038-2049.

[17] Teede HJ, Misso ML, Costello MF, et al. Recommendations from the international evidence-based guideline for the assessment and management of polycystic ovary syndrome. Hum Reprod, 2018, 40 (4): 188-195.

[18] Zhao JL, Chen ZJ, Shi YH, et al. Investigation of body hair assessment of Chinese women in Shandong region and its preliminary application in polycystic ovary syndrome patients. Chinese Journal of Obstetrics & Gynecology, 2007, 42 (9): 590-594.

[19] 曹云霞, 唐静文. PCOS 的胰岛素抵抗机制. 实用妇产科杂志, 2010, 26 (8): 561-563.

[20] 曹泽毅. 中华妇产科学. 3 版. 北京: 人民卫生出版社, 2014.

[21] 陈廉. 多囊卵巢综合征临床表现及其多态性. 实用医院临床杂志, 2008, 5 (6): 6-7.

[22] 崔琳琳, 陈子江. 多囊卵巢综合征的临床分型及意义. 中华妇产科杂志, 2010, 45 (8): 623-625.

[23] 杜静, 梁晓燕, 李轶. 中国妇女多囊卵巢综合征的临床特征. 国际生殖健康/计划生育杂志, 2008, 27 (2): 128-130.

[24] 葛秦生. 临床生殖内分泌学. 北京: 科学技术文献出版社, 2001.

[25] 黄美凤，杨冬梓. 焦虑症及抑郁症在多囊卵巢综合征和体质量指数相匹配对照组妇女中发生风险的评估. 国际妇产科学杂志，2011, 38（1）：84.

[26] 黄卫娟，刘嘉茵，李丽娜. 环境因素与多囊卵巢综合征发病的相关性分析. 中华妇产科杂志，2007, 42（5）：302-304.

[27] 李江源. 特发性多毛症及其诊断与治疗. 中国实用内科杂志，2007, 27（23）：1827-1829.

[28] 李楠，丛晶，吴效科，等. 多囊卵巢综合征易感基因研究进展. 综述与进展，2010, 39（1）：122-124.

[29] 李琴华，吴效科，侯丽辉，等. 肥胖与多囊卵巢综合征相关性的研究进展. 世界中西医结合杂志，2008, 3（3）：177-180.

[30] 倪倩倩，朱梦娇，姚根宏，等. 高脂肪饮食诱导多囊卵巢综合征表型改变的实验研究. 医学研究生学报，2014, 27（2）：116-119.

[31] 邱华娟，刘惠芬，纪燕琴，等. 多囊卵巢综合征的胰岛素抵抗特征及相关因素研究. 中外医疗，2010, 29（6）：1-3.

[32] 任文凯，马其江，李淑玲. 多囊卵巢综合征病因与治疗研究进展. 山东中医药大学学报，2011, 35（1）：89-92.

[33] 宋学茹，张慧娟. 多囊卵巢综合征患者如何解决生育问题. 开卷有益：求医问药，2007, 26（11）：48-49.

[34] 田玄玄，阮祥燕，王娟，等. 437例多囊卵巢综合征相

关因素调查分析. 首都医科大学学报, 2014, 4：414-418.

[35] 谢幸, 苟文丽. 妇产科. 8 版. 北京：人民卫生出版社, 2014.

[36] 杨冬梓, 陈晓莉. 多囊卵巢综合征对妇女健康的影响——解读 ESHRE/ASRM 的新共识. 广东医学, 2013, 34 (1)：1-3.

[37] 杨冬梓, 赵晓苗. 多囊卵巢综合征的多学科干预和长期管理. 中华妇产科杂志, 2015, 50 (11)：810-812.

[38] 杨昱, 刘超. 2013 年美国内分泌学会多囊卵巢综合征诊疗指南解读. 中华内分泌代谢杂志, 2014, 30 (2)：89-92.

[39] 闫雪, 徐兴华, 陈子江. 多囊卵巢综合征对妊娠结局的影响. 国际生殖健康/计划生育杂志, 2011, 30 (5)：371-374.

[40] 郁琦. 多囊卵巢综合征诊治标准专家共识. 中国实用妇科与产科杂志, 2007, 23 (6)：474.

[41] 郁琦. 妇科内分泌诊治指南解读与病案分析. 北京：人民卫生出版社, 2013.

[42] 余霞. 青春期多囊卵巢综合征病因、诊治现状及研究进展. 北方药学, 2011, 8 (5)：43-44.

[43] 张慧英, 张艳芳, 韩玉, 等. 多囊卵巢综合征患者子宫内膜组织中胰岛素 PI3K/Akt 信号通路的活化及其意义. 中华妇产科杂志, 2012, 47 (1)：19-23.

[44] 中华医学会妇产科学分会内分泌学组及指南专家组.

多囊卵巢综合征中国诊疗指南. 中华妇产科杂志, 2018, 53 (1): 2-6.

[45] 周武, 王薇薇, 张文辉, 等. 多囊卵巢综合征患者性激素结合球蛋白和硫酸脱氢表雄酮的相关性分析. 中国实验诊断学, 2007, 11 (6): 763-764.

[46] 邹宇洁, 杨菁, 尹太郎, 等. 多囊卵巢综合征病因学的研究进展. 中华妇产科杂志, 2012, 47 (1): 64-66.

[47] 中国医师协会内分泌代谢科医师分会. 多囊卵巢综合征诊治内分泌专家共识. 中华内分泌代谢杂志, 2018, 34 (1): 1-7.

[48] Fauser BC, Tarlatzis BC, Rebar RW, et al. Consensus on women's health aspects of polycystic ovary syndrome (PCOS): the Amsterdam ESHRE/ASRM-Sponsored 3rd PCOS Consensus Workshop Group. Hum Reprod, 2012, 27 (1): 28-38.

[49] Legro RS, Arslanian SA, Ehrmann DA, et al. Diagnosis and treatment of polycystic ovary syndrome: an endocrine society clinical practice guideline. J Clin Endocrinol Metab, 2013, 98 (12): 4565-4592.

[50] Rotterdam ESHRE/ASRM Sponsored PCOS consensus Workshop Group. Revised 2003 consensus on diagnostic criteria and long term health risks related to polycystic ovary syndrome (PCOS). Hum Reprod, 2004, 19 (1):

41-47.

[51] Salley KES, Wickham EP, Kai IC, et al. Glucose intolerance in polycystic ovary syndrome: a position statement of the Androgen Excess Society. J Clin Endocrinol Metab, 2007, 92 (12): 4546-4556.

[52] 乔杰，尹太郎. 多囊卵巢综合征认知与对策. 中国实用妇产科与产科杂志，2013，29 (11): 841-844.

[53] ACOG Committee on Practice Bulletins-Gynecology. ACOG Practice Bulletin No. 108: polycystic ovary syndrome. Obstet Gynecol, 2009, 114 (4): 936-949.

[54] Aydinlik S, Kaufmann J, Lachnit-Fixson U, et al. Long-term therapy of signs of androgenisation with a low-dosed antiandrogen-estrogen combination. Clin Trials J, 1990, 27: 392-402.

[55] ESE PCOS Special Interest Group. The polycystic ovary syndrome: a position statement from the European Society of Endocrinology. Eur J Endocrinol, 2014, 171 (4): 1-29.

[56] Futterweit W, Ryan G. A Patient's Guide to PCOS: Understanding and Reversing Polycystic Ovary Syndrome. New York: Henry Holt and Co, 2006.

[57] Harwin R. Conquer your PCOS naturally. Australia: The Publishing Queen, 2012.

[58] Thessaloniki ESHRE/ASRM-Sponsored PCOS Consensus Workshop Group. Consensus on infertility treatment related to polycystic ovary syndrome. Hum Reprod，2008，23（3）：462-477.

[59] 崔琳琳，陈子江. 多囊卵巢诊断标准和诊疗指南介绍. 国际生殖健康/计划生育杂志，2011，30（5）：405-408.

[60] 卫生部医疗服务标准专业委员会. 多囊卵巢综合征诊断——中华人民共和国行业诊断标准. 中华妇产科杂志，2012，47（1）：74-75.

[61]《复方口服避孕药临床应用中国专家共识》专家组. 复方口服避孕药临床应用中国专家共识. 中华妇产科杂志，2015，50（2）：81-91.

[62] 李坚，范光升，徐苓. 复方口服避孕药临床认知问题解读. 中华妇产科杂志，2015，50（1）：28-31.

[63] 乔杰. 多囊卵巢综合征. 北京：北京大学医学出版社，2009.

[64] 唐瑞怡，陈蓉，郁琪. 复方口服避孕药对绝经年龄的影响. 中华妇产科杂志，2016，51（1）：59-61.

[65] 王昕，王岩，陈莹. 多囊卵巢综合征的远期预后. 中国实用妇科和产科杂志，2009，25（1）：78-80.

[66] 杨冬梓. 解析青春期多囊卵巢综合征的治疗难题. 国际生殖健康/计划生育杂志，2011，30（5）：355-357.

[67] 杨月欣. 食物血糖生成指数. 北京：北京大学医学出版

社，2015.

[68] Chi EDL, Luo XP, Zhan XL, et al. ACUPCOS：Acupuncture & PCOS——A multi-centres randomised controlled trial. Int J Gynecol Obstet Res, 2014, 2（1）：1-13.

[69] Chi EDL, Wu SFW, Ng RWC, et al. Acupuncture and PCOS：a pilot study. Int J Gynecol Obstet Res, 2014, 2（1）：45-49.

[70] 陈丽笙，周金汤. 达英-35 配合右归丸加减治疗多囊卵巢综合征临床观察. 中国中西医结合杂志, 2005, 25（9）：794.

[71] 彭艳，李琴华，吴效科，等. 电针对多囊卵巢综合征模型系统的调控. 科技导报, 2008, 26（12）：34-42.

[72] 李翠萍. 补肾调周法治疗多囊卵巢综合征不孕症30例疗效观察. 新中医, 2006, 38（1）：50.

[73] 赖毛华，马红霞，姚红，等. 腹针对肥胖型多囊卵巢综合征患者内分泌及糖脂代谢的影响. 针刺研究, 2010, 35（4）：298-302.

[74] 杨正望. 尤昭玲教授诊治多囊卵巢综合征之经验总结. 湖南中医学院学报, 2003, 23（4）：23-25.

[75] 尤晶克，白荣兵. 丹参素的研究与进展. 中华实用医学, 2002, 23（4）：62.

[76] Salpeter SR, Buckley NS, Kahn JA, et al. Meta-analysis：metformin treatment in persons at risk for diabetes mellitus. Am J Med, 2008, 121（2）：149-157.

[77] 曹泽毅. 中华妇产科学. 2 版. 北京：人民卫生出版社，2008.

[78] 何帆，甘晓玲，胡丽娜. 促排卵治疗与卵巢癌发生风险关系的系统评价. 中国循证医学杂志，2012，12（9）：1129-1134.

[79] 乔杰. 生殖医学临床诊疗常规. 北京：人民军医出版社，2013.

[80] 武红琴，阮祥燕，卢永军，等. 多囊卵巢综合征患者合并代谢综合征的患病率和预测指标. 首都医科大学学报，2015，36（4）：553-558.

相关信息搜索网站

1. 英文相关网站

（1）PCOS AWARENESS ASSOCIATION 官网

https：//www.pcosupport.org

（2）美国健康与社会服务部 OFFICE ON WOMEN'S HEALTH 官网——多囊卵巢综合征

https：//www. womenshealth. gov/publications/our-publications/fact-sheet/polycystic-ovary-syndrome.html

（3）维基百科——多囊卵巢综合征

https：//en.wikipedia.org/wiki/Polycystic_ ovary_ syndrome

（4）英国国家医疗服务体系官网——多囊卵巢综合征

http：//www. nhs. uk/conditions/polycystic-ovarian-syndrome/Pages/Introduction.aspx

（5）梅奥医学中心官网——多囊卵巢综合征

http：//www. mayoclinic. org/diseases-conditions/pcos/basics/definition/con-20028841

（6）美国妇产科医师学会官网——多囊卵巢综合征

http：//www.acog.org/Patients/FAQs/Polycystic-Ovary-Syndrome-PCOS

2. 中文相关网站

（1）医脉通——2011 年多囊卵巢综合征诊断行业标准

http：//guide.medlive.cn/guideline/2477

（2）医脉通——青春期多囊卵巢综合征诊治共识

http：//guide.medlive.cn/guideline/11907

（3）丁香园——多囊卵巢综合征的诊断和治疗国内外指南解读

http：//obgyn.dxy.cn/article/510729?keywords＝PCOS

（4）丁香园——NEJM：多囊卵巢综合征 错过指南也不要错过这篇文章

http：//obgyn.dxy.cn/article/499783?keywords＝PCOS

（5）丁香园——多囊卵巢综合征

http：//obgyn.dxy.cn/article/494621?keywords＝PCOS

（6）妇产科在线——郁琦教授谈：高雄对 PCOS 不育的影响及抗高雄治疗

http：//www.cogonline.com/Article/zyyd/yjsj/144082004.html

（7）中医妇科网——中医治疗多囊卵巢综合征所致不孕的研究进展

http：//zyfkw.cogonline.com/Article/zyyj/871081028.html

附录 2

多囊卵巢综合征相关缩略词

A

AES　Androgen Excess Society　美国高雄激素学会

AND　androstenedione　雄烯二酮

ASRM　American Society for Reproductive Medicine　美国生殖医学会

B

BMI　body mass index　体重指数

D

DHEAS　dehydroepiandrosterone sulphate　硫酸脱氢表雄酮

E

E_2　estradiol　雌二醇

ESHRE　European Society of Human Reproduction and Embryology　欧洲人类生殖和胚胎学学会

F

FAI　free androgen index　游离雄激素指数

FSH　follicle stimulating hormone　促卵泡激素

FT$_3$　serum free triiodothyroxine　血清游离三碘甲腺原氨酸

FT$_4$　serum free thyroxine　血清游离甲状腺素

G

GI　glycemic index　血糖生成指数

H

hCG　human chorionic gonadotropin　人绒毛膜促性腺激素

HDL-C　high density lipoprotein cholesterol　高密度脂蛋白胆固醇

hMG　human menopausal gonadotropin　人绝经期促性腺激素

I

IVF-ET　in vitro fertilization and embryo transfer　体外受精胚胎移植术

L

LDL-C　low density lipoprotein cholesterin　低密度脂蛋白胆固醇

LH　luteinizing hormone　黄体生成素

N

NIH　National Institutes of Health　美国国立卫生研究院

O

OGTT　oral glucose tolerance test　糖耐量试验

OHSS　ovarian hyperstimulation syndrome　卵巢过度刺激综合征

P

P   progesterone   孕酮

PCOM   polycystic ovarian morphology   多囊卵巢

PCOS   polycystic ovarian syndrome   多囊卵巢综合征

PRL   prolactin   泌乳素

R

rFSH   recombinant FSH   重组人促卵泡激素

S

SHBG   sex hormone–binding globulin   性激素结合球蛋

T

T   testosterone   睾酮

TSH   thyroid stimulating hormone   促甲状腺激素

W

WHO   World Health Organization   世界卫生组织